ナスさんが答える！

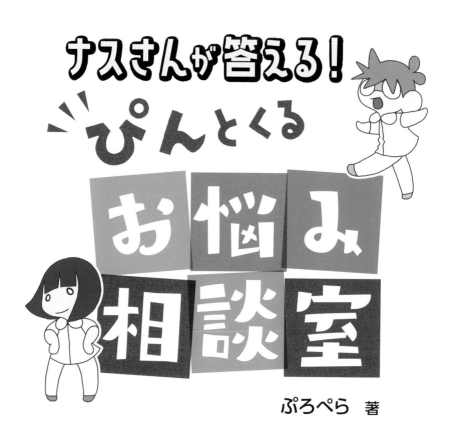

ぴんとくる お悩み相談室

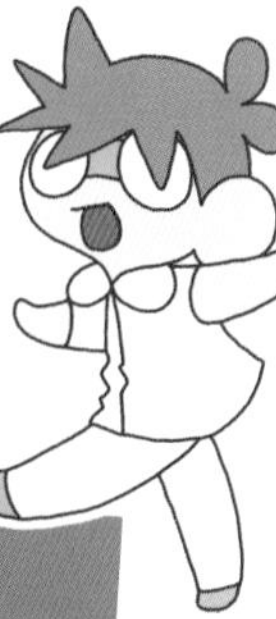

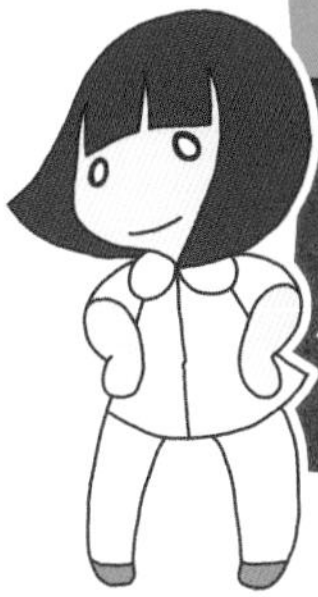

ぷろぺら 著

南山堂

まえがき

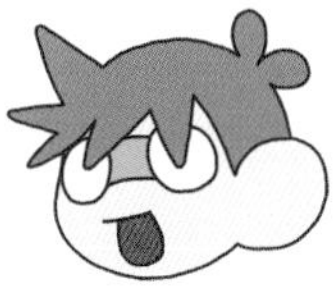

こんにちは！　こんばんは！　お疲れ様です！

『ぴんとこなーす』という漫画を描いている、ぷろぺらです！

この本は、私がTwitter（@puropera44）でやっている質問企画に寄せられた、看護師さんたちからのお悩みから、答えきれなかったり、数が多かったりしたものを一冊にまとめたものです。

看護師というちょっと特殊な仕事のなかで誰もがぶち当たる、心のもやもやや日々起こるトラブルに対して「誰でも感じていることなんだなー」とか、「こうやって乗り越えるといいかも！」って思ってもらえることで、お役に立てたらいいなと思っています。

もちろん、人によって世界の見え方は違うので、なかには違う意見を持つ人もいるかもしれませんが、そこは「この人はこう感じているんだな」「違う世界の見え方もあるんだな」って思って読み進めてもらえたらうれしいです。

ところで、私たちが働く医療業界もそろそろ転換期を迎えてもいい頃なのかもしれません。
いろいろな価値観やいろいろな背景を持つ人がいて、それらが尊重される社会になって…それを看るのが医療なら、医療側も変わらなきゃ！ですよね。
医療者が苦しむのはもう終わり、もっと皆がハッピーになる業界にしていくために、この本がその小さな一歩になれたらなぁ、とも思っています。

長く経験しているから楽になるわけじゃないけど、経験が浅ければもっと大変！よいことばかりじゃないけど、刺激が多くて退屈することはないこの世界、もっと、もーっと楽しんでいけるように、私も頑張って書きました！
この本を読んで、「明日からも頑張ろう！」って思ってもらえたらうれしいです。

気軽な気持ちで、楽しんで読んでみてね！

2021年10月

ぷろぺら

contents

Part 1 人間関係 1

Part 2 業務・働き方

Part 3 こころとからだ 83

メンタルヘルス

体調管理

Part3 メンタルヘルス監修：山蔦圭輔（神奈川大学人間科学部人間科学科 准教授）

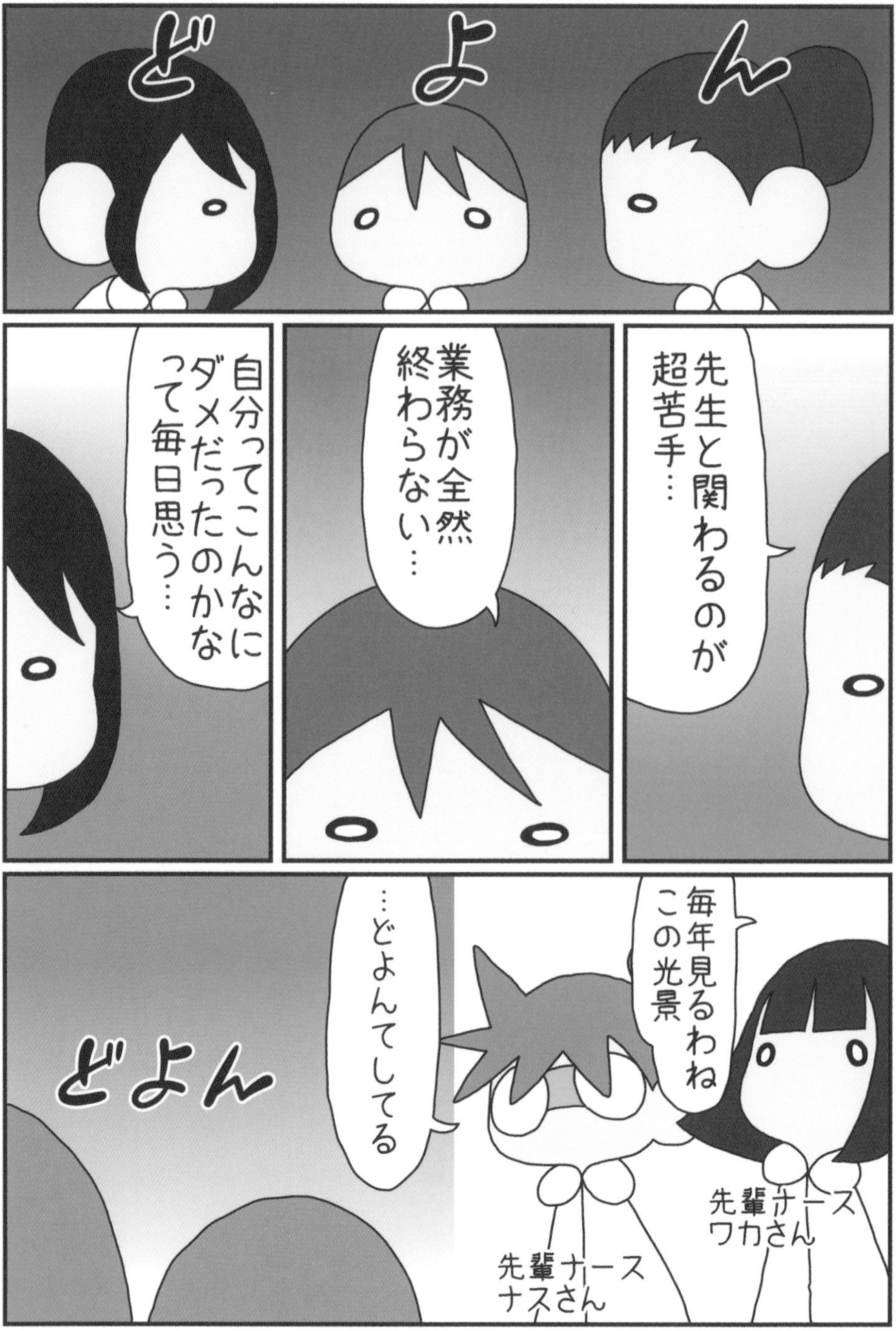
どよん
先生と関わるのが超苦手…
業務が全然終わらない…
自分ってこんなにダメだったのかなって毎日思う…
毎年見るわねこの光景
…どよんてしてる
どよん
先輩ナース ワカさん
先輩ナース ナスさん

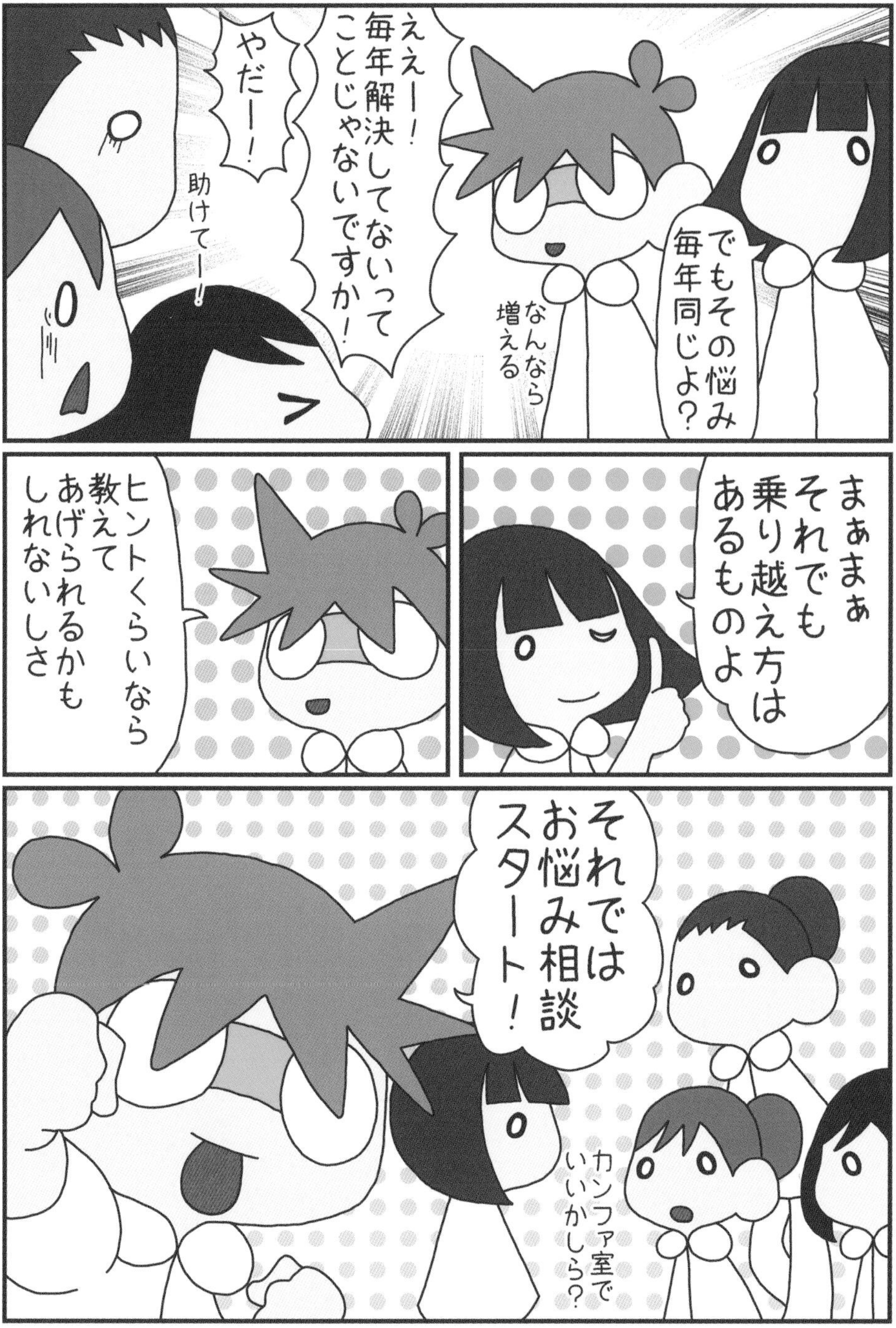
でもその悩み毎年同じよ?
なんなら増える
ええー! 毎年解決してないってことじゃないですか!
やだーー!
助けてーー!!
まぁまぁ それでも乗り越え方はあるものよ
ヒントくらいなら教えてあげられるかもしれないしさ
それではお悩み相談スタート!
カンファ室でいいかしら?

この本の登場人物

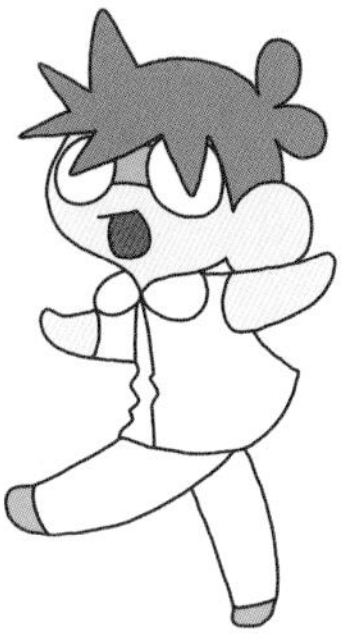

ナスさん

病棟の経験年数はそこそこ
基本的にサボるために
仕事を全力でやるスタンス
仕事のモットーは「楽しくやる」

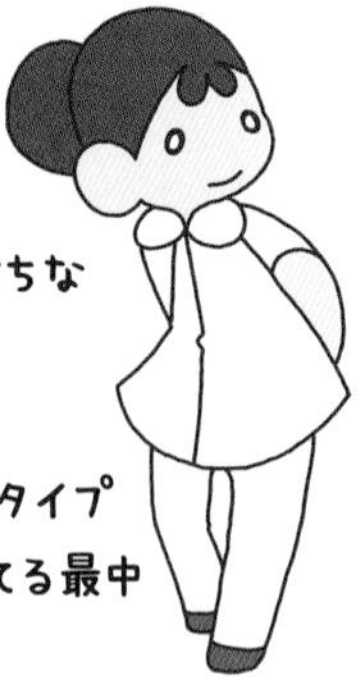

アイちゃん

最近迷路に入り込みがちな
悩める3年目
真面目なので
なかなか手を抜けないタイプ
仕事のモットーは探してる最中

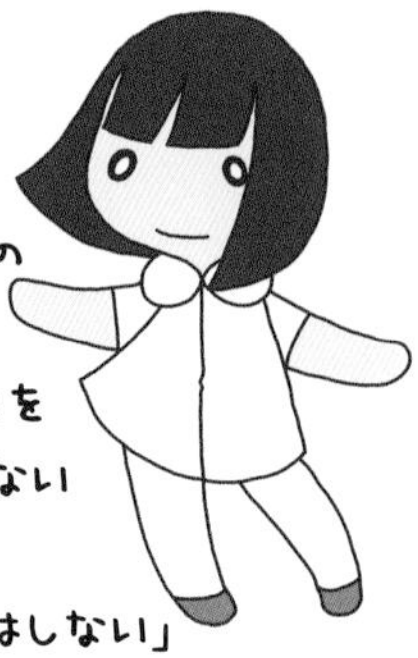

ワカさん

後輩には厳しいタイプの
先輩看護師さん
本当はちゃんと人のことを
見てるけど素直になれない
仕事のモットーは
「自分が許せないことはしない」

悩めるナースたち

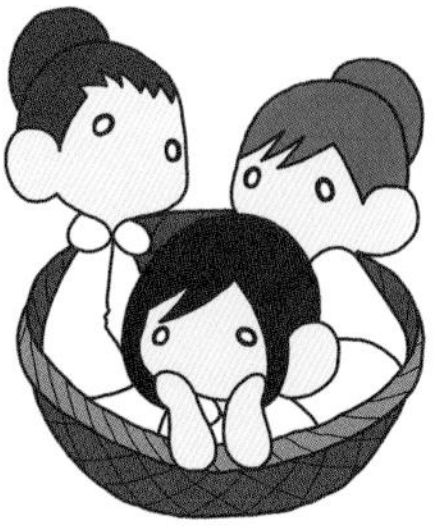

新人ちゃんたち
など…

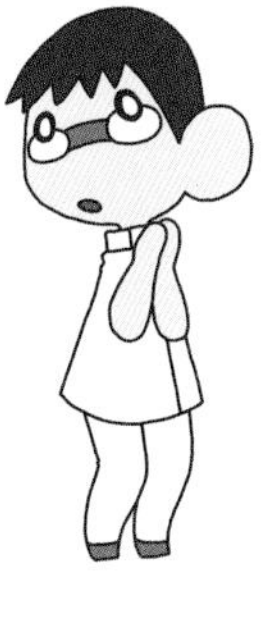

ワタベくん

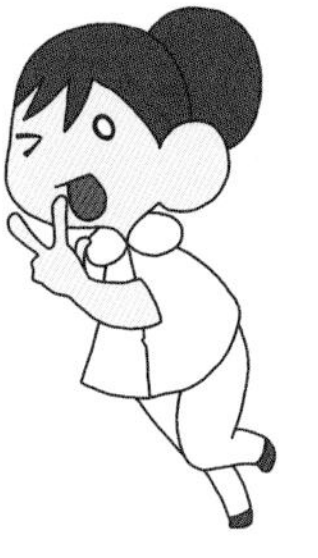

サエコちゃん

Part 1

人間関係

先輩との関係
新人・後輩との関係
同僚との関係
患者さん・ご家族との関係

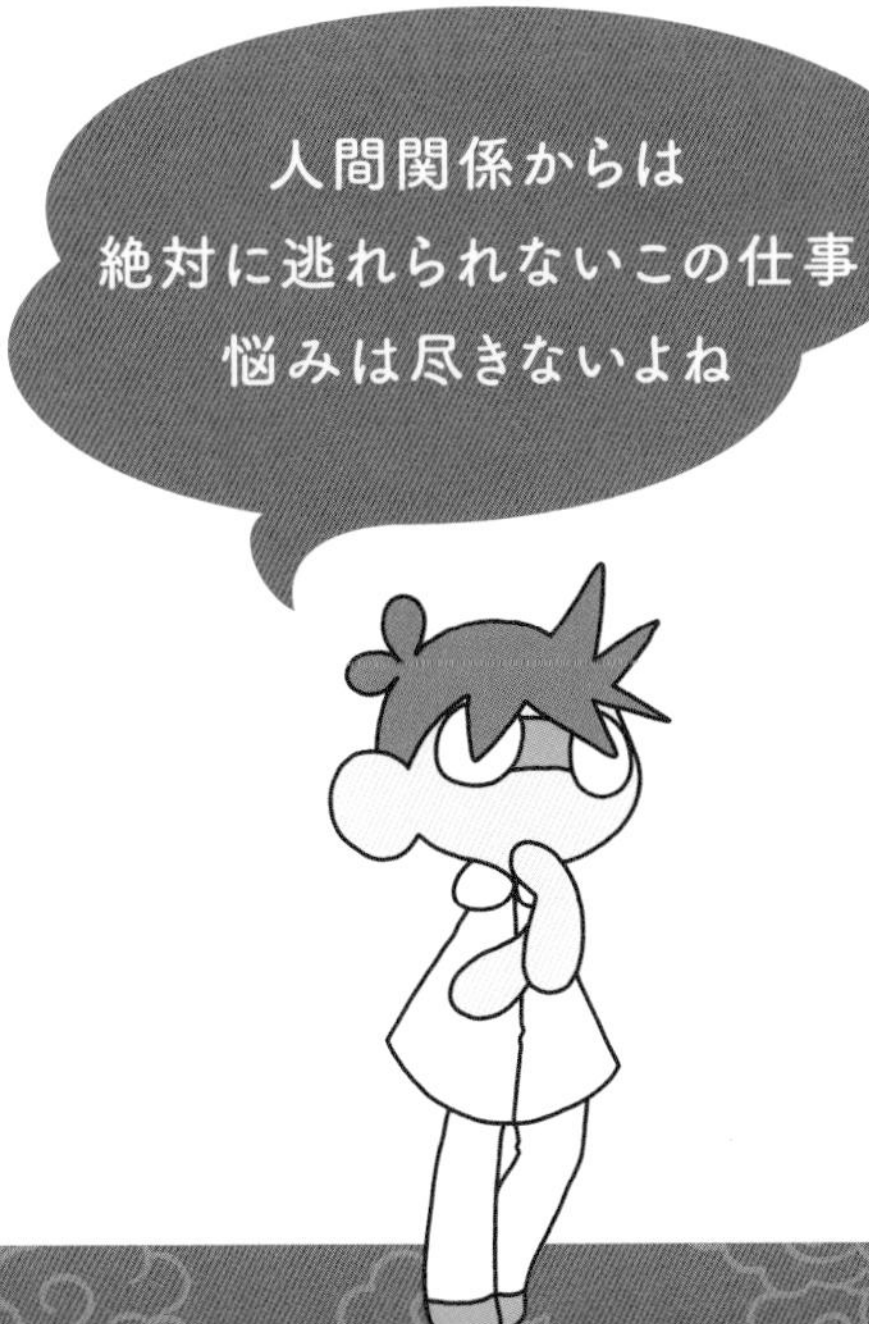
人間関係からは
絶対に逃れられないこの仕事
悩みは尽きないよね

先輩とうまく接することができない

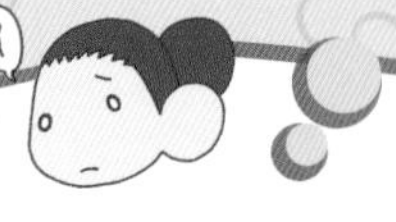
緊張してしまって、先輩と
うまく話すことができません…

うまく接しようとすると、うまく接することができないときもある

素の自分を知ってもらおう！

入職したての新人ちゃんにとって、先輩は新人ちゃんより当然経験があって、その経験を教えてくれて、一人前になれるように教育し、業務や知識の足りない面をフォローして、ときにはメンタル面でも支えてくれる人。逆に言えば、先輩から見た新人ちゃんは、教育して、支えてあげなければ一人では何もできない存在。

先輩が知りたいのは「うまくやろうとするあなた」ではなく、「どんなときにがんばれて、どんなことが苦手なのか」という、素のままのあなた。だから、上手にコミュニケーションをとろうとしたり、いいところを見せようとせず、まずは「私はこんな人間です」と教えてね。先輩も人間だし、いろんな人がいるから、ときには相性が悪くて嫌な思いをすることがあるかもしれない。でも、素のあなたを知ることができれば、相性が良さそうな人を教育につけることもできるからね。

最初からうまくやろうとしないでOK

下手に取り繕おうとすると「あの子、表面を取り繕うのはうまいのよねー」なんて思われてしまうかも。なにせ、日常的にアセスメントをするのが仕事だからね（笑）。だからぜひ、**最初からうまくやろうとなんてせず、まずは「何も知らない自分です！胸をお借りします！」くらいの気持ちでぶつかってきてね。**なかには怖いと感じる人もいるし、もちろん善人ばかりじゃないけど、先輩は先輩。常識的な態度や敬語は当然必須！「新人らしさ」を押し付ける気はないけれど、何をしたらいいかわからない、何も知らないところから始まるのだから「教えてもらう」という立場をきちんと意識して、腐らないように前向きに取り組んでみよう！

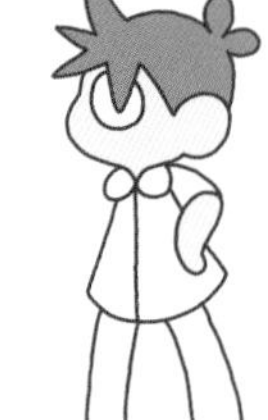
これはうまくやろう
として取り繕っていては
できないことだよ。

ミスをしたら先輩に陰口を言われた

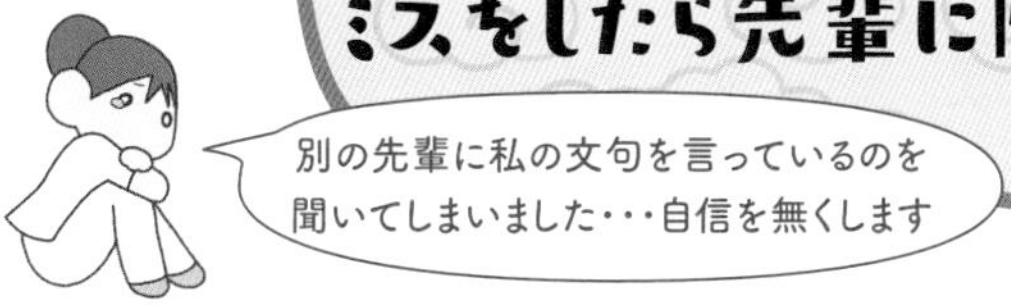
別の先輩に私の文句を言っているのを
聞いてしまいました・・・自信を無くします

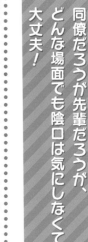

同僚だろうが先輩だろうが、どんな場面でも陰口は気にしなくて大丈夫！

直接言われていないこと＝なかったこと

先輩でも同僚でも、陰口を言う人はどこにでもいるねー。看護師さんの世界って、いわゆる「陰口文化」がまだまだ根強く存在しているよね。

陰口って、直接本人に言えないことなんだから、「**直接言ってこないなら、なかったことと同じ**」だと思うよ。私も何度か「陰口言われてますよー」っておせっかいさんが教えてくれたこともあったけど、陰で言ってたことを直接言ってきた人って今まで一人もいないよ。

「何を言われてるか分からないから不安…」っていう人もいると思うけど、お腹の中で思ってることを全部言う人っていないよね。その人の考えてることを全部知ることなんて不可能だし、知りたいと思いはじめたらキリがないんだよ。

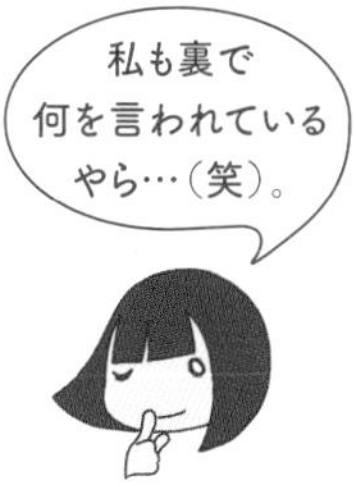
私も裏で
何を言われているやら…（笑）。

陰口は正当な評価じゃない

職場だから自分の評価が気になると思うけど、**正当な評価によって直す必要があるとみなされたことなら、どこかで直接指摘される**と思うの。特に指導が必要な新人ちゃんに、直接言わずに陰口で満足してる人はただの「嫌われたくない人・誰にでもいい顔をしたい人」。さて、そんな人の「評価」は正当かな？

新人ちゃんのことをしっかり考えられる人なら、直接「こういう部分が良くないから直す努力をしよう」と話してくれると思うよ。「叱られる・怒られる」（→4頁「先輩に叱られるのがつらい」）と同じ考え方だね。

直接言ってくる方がきつく感じるかもしれないけど、直接言ってこないで陰口を叩くような人は、実はあなたの成長なんて望んでいないんだよ。

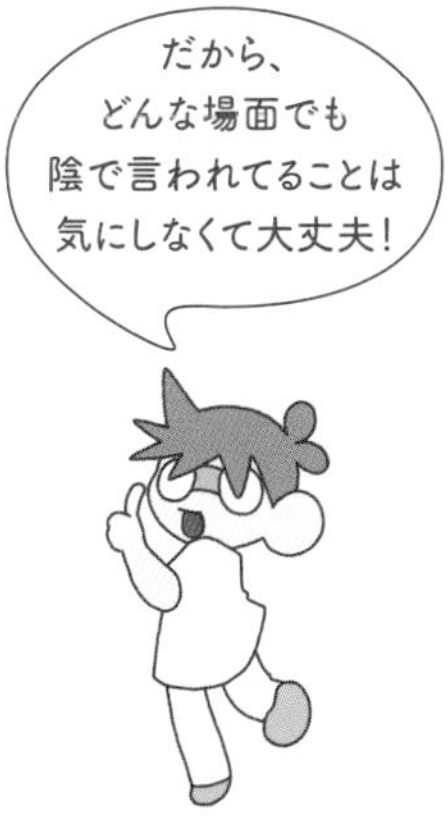
だから、
どんな場面でも
陰で言われてることは
気にしなくて大丈夫！

先輩に叱られるのがつらい

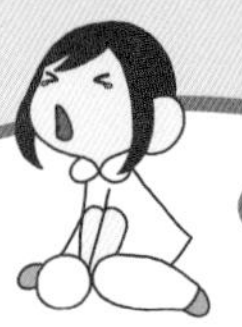
自分が悪いのはわかってますが、
やっぱり叱られるのは怖いしつらいですー！

**叱られることは自分の不足している部分を指摘されること
感情的に受け取ると吸収できるものも見逃してしまうよ**

「叱る」と「怒る」の違い

まず前提として、「叱る」と「怒る」の違いをしっかり区別しておこうね。

叱る→相手の成長を促すために注意やアドバイスをすること

怒る→腹を立てて感情的に当たり散らすこと

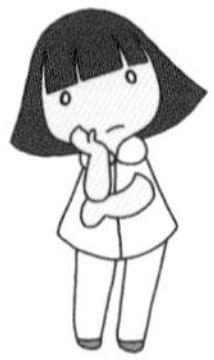
感情で
当たり散らして、とき
に人格否定までされる
なら、それはもう
「パワハラ」ね。

看護師さんのなかには、この違いがよくわかっていない人も正直たくさんいるよ。自分の心を守るためにも、この違いをしっかり理解して、自分が教育に回ったときにもぜひ役立ててほしいな。

なぜ、叱られるのがつらい？

さて、「叱られるのがつらい」。これは誰でも同じ。なぜ叱られるのがつらいのかっていうと、「**自分の足りてないところを指摘されるから**」だね。たとえば、「私ってしゃべるの下手かも…」と悩んでいたところに、友達に「しゃべるの下手だね！」って言われたらやっぱりつらいよね。でも、仕事では不足していることを指摘されるというのは、逆にまだ成長できる面があるんだと教えてもらえるということでもあるよ。

感情に惑わされず、先輩からの指摘を受けとめよう

でも、業務内容で不足していることを指摘しているのに、受け取る側が「否定された！」と感情的になってしまうと、相手がどんなに正しく「叱って」いても教育は成立しないよね。「不足していること指摘された」のに、「自分が嫌いだからこんなこと言うんだ」と、**事実と感情をごっちゃにしちゃうと、今の自分に足りないものも見逃しちゃうかも…**もったいないよね。

ただ、先輩も人間だから、うまくいかなくてイライラした空気を出してしまっているときもあるかもしれない（もちろん良いことではないけど）。でも、**「先輩がイライラしている」ということと「自分の足りない部分が指摘されている」ということは全く別のこと**。完全に割り切るのはとても難しいけれど、感情的なバイアスに惑わされず、**先輩が発するメッセージから、自分の成長につながる情報を拾い集める**ことはできるよ。

指導はする側とされる側の共同作業

不足している部分を補うために指導があるわけだけど、ここで指導される側に「怖いから、叱られないようにしよう」という考えが入りこんじゃうと、どんなに良い指導をしてもダイレクトに響かないんだよね。「（否定されるのが）怖いから、叱られないように振舞おう」っていう感情は、「覚えよう、学ぼう」っていう積極的な気持ちを上回っちゃう。

大切なことは「自分に足りない部分」を過不足なく認めること。そのうえで「この知識や技術は自分の成長に必要なんだ」と自覚すること。指導や教育は、される側のそんな「協力」と、する側の感情的にならずに不足している部分を補ってあげようとする「努力」があってはじめて、成立するもののような気がしているよ。

指導されたとき、初手で「怖い！」と感じてしまうのはしょうがないことなんだけど、決してあなたを否定している訳ではないと考えてほしいな。感情を殺すのは難しいけど、「成長が必要だから指導を受ける」って思えばなんとか受け止められそうでしょ？ そんな風に考えて、ぜひ自分の成長に役立ててね。

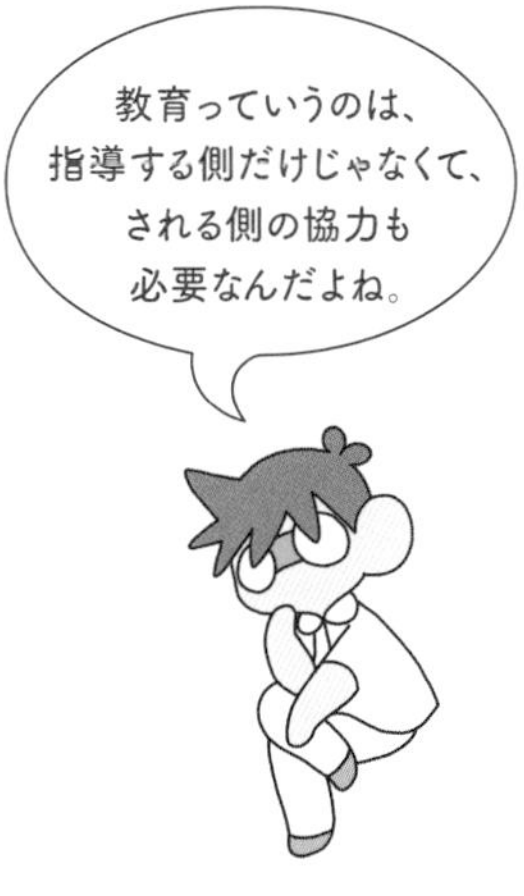
教育っていうのは、
指導する側だけじゃなくて、
される側の協力も
必要なんだよね。

先輩によって言うことが違う

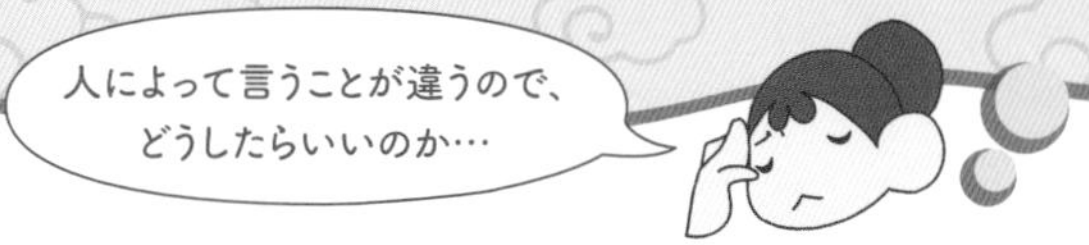
人によって言うことが違うので、
どうしたらいいのか…

言うことが違うということは、別の方法の良いところも悪いところも見られるということ いろいろな方法を見せてもらうつもりで、いずれは自分流を作り上げていこう！

良いところ、悪いところを知るチャンス

「何このやり方！誰に教わったの⁉」…なんて言われても新人のうちは「○○さんです」なんて、絶対言えないよねー（笑）。「すみません…」って頭を下げるしかないのがとてもつらいところ。どんなに完璧に業務体系が整備されていても、細かいやり方や順番の違いも多々あるのがこの業界。「その人ルール」「病棟ルール」が通用しているんだよね。

何も知らない新人ちゃんのうちは、教えられたことしかできないのが当たり前。「こんなの誰に教わったの⁉」なんて責めること自体、実はナンセンス。でも、これも**「なぜその先輩がそのやり方を間違っていると思うのか」を知ることができる機会**だと思うの。問題が起こる可能性があるなら、その理由を聞いてみると、そのやり方の良いところ、悪いところを知ることができる大チャンスだと思うよ。

いろんなやり方を学んで「自分流」を作る

だから、「何このやり方！誰に教わったの⁉」と聞かれたら、「すみません…このやり方だとどういうところがまずいでしょうか？」とやんわり聞いてみよう。その先輩が良い／悪いと思う部分やそれがどういう結果を生むかを聞いて、そして別の先輩の考え方とも照らし合わせて…をくり返しながら、自分が良いと思う部分を拾い出せたら、「自分流」のやり方ができていくと思うよ。

大事なのは、**編み出した「自分流」を人に伝えていくこと**。考えて編み出したものなら、根拠に沿って「こういうやり方の人もいるけど、このやり方ならこうなる。だから私はこうしてる」と説明できるよね。いずれ、自分が教育する立場になったときにもとても強い武器になるはずだよ。

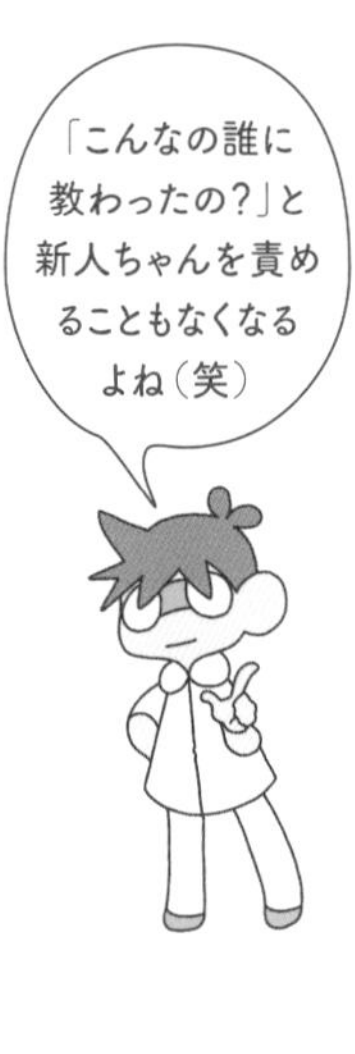
「こんなの誰に教わったの？」と新人ちゃんを責めることもなくなるよね（笑）

一人立ちできるか不安

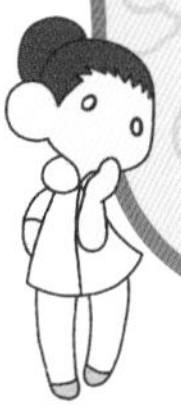

自分が成長している実感がありません…
本当に大丈夫なのかな

**全く成長しない人はいない！
一人立ちは、チームの輪に
入るための第一歩**

できることが増える＝成長している！

一人立ち…不安だよね。本当に一人立ちできるかも不安だし、いざ一人立ちさせられても不安。新人の頃っていうのは、体の八割が不安でできているものなんだよ（笑）。

でも、入職した当時を考えてみよう。採血できた？　記録できた？　検温だってバイタルサインをとることだけに必死で、患者さんの顔も満足に見られなかったっていう人もなかにはいるんじゃないかな？　でも今は、検温中に軽いお話をしたり、話しながら結果を入力したりもできるようになっていない？　小さなことに感じるかもしれないけど、小さなことでも全く成長できない人はいないんだよ。

成長っていうのは、そういう小さなことを積み重ね続けて出る結果。毎日叱られながら、失敗しながらやっていることが、全部今に繋がっているんだよ。

助け合いながら学んでいこう！

一人立ちっていっても、突然一人で放置されるようなことはないからね。「もう一人立ちしたんでしょ？」なんて言いながら、一年生に全部任せることはないから安心してほしいな。

実は**「一人立ちした一年生」は一番不安な状態。**一人立ちしたから、他の先輩を頼ってはいけないなんてことはないからね。先輩たちだって、自分に足りない部分やできなさそうなところは、他の人の力を借りながらやっているんだよ。一人立ちしたばかりの子なら、借りなきゃいけない力が他より多いのは当たり前。そうやって**他の人たちと助け合って、どこでどのくらい手を借りるべきかを考えながらチームの中での動き方を学んでいくんだよ。**

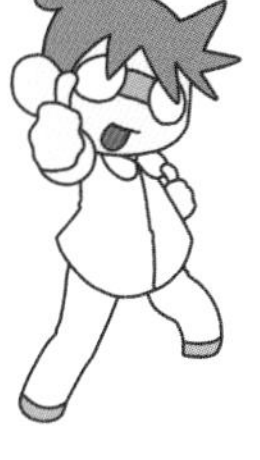
入職した当時と
比べてできることが
増えているなら、それは
成長している証！

先輩に甘やかされているかも

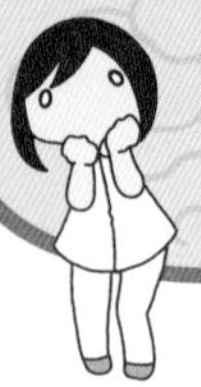
みんなすごく優しいんですけど、
本当にこのままでいいんでしょうか？

甘えられるならどんどん甘えよう！「何もできない」と感じるのは、そこでできることはできるようになった証！

いろいろなことをどんどん教えてもらおう！

「甘やかされているかも」って感じるくらい、恵まれた職場環境なんだね！すごくいいことだと思う！なので、散々甘えさせてもらいましょう！（笑）。甘えると言っても「できないことを肩代わりしてもらう」のではなく「**できないことや知らないことをどんどん教えてもらう**」という方向でね。「大変だろうから代わりにやっておいてあげるね」は、甘やかしているのではなく、成長させる気がないともいえるよ。「大変だから時間もかかるだろうけど、やってみようか」と言ってもらえるのが、本当に甘やかしてくれている現場。そこで吸収できることは本当に多いと思う。甘えまくって、時間をかけていろいろ教えてもらえるなら、それが一番！

ときにはそこから巣立つ勇気も必要

でも、あまりに恵まれた環境だと「このままじゃダメだ…」って思ってしまうよね。**恵まれた環境で自分は何もできないなって思ったのなら、それが巣立つタイミングかも。**「何もできない」んじゃなくて、「そこでできることは全てやらせてもらった」と捉えることもできるよね。他の環境を知ることは、看護師にとってもとても貴重な経験になると思う（→66頁「キャリアアップのためには転職・異動したほうがよい？」）。いろいろ経験すると、前の職場の良いところも悪いところも改めて見直すことができるようになるよ。

もし経験を重ねて、それでも「あそこに戻りたい！」って思ったのなら、ぜひ戻ってきてね！　甘やかされてしっかり育って、さらに他を経験して酸いも甘いも学んだあなたは、とても貴重な存在になると思うよ。

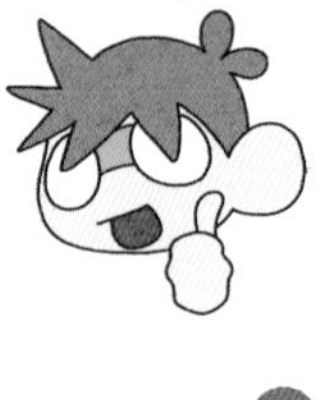
指導下なら
何の不安もない
のが不安なくらい、
羨ましい環境
だね！

先輩が新人に求めるものは？

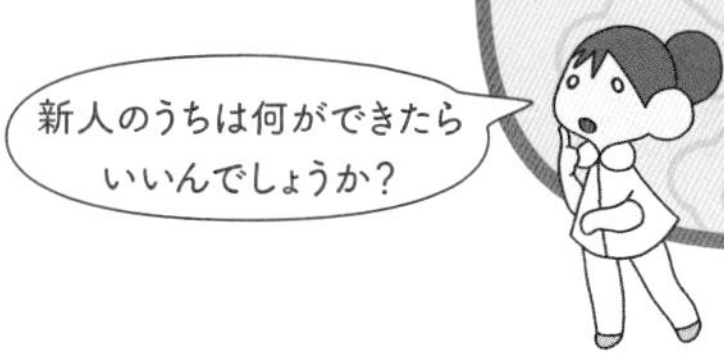
新人のうちは何ができたらいいんでしょうか？

素直さ！それ以外は求めていない！

とにかく素直に人の話を聞くこと！

よく聞かれる質問です。

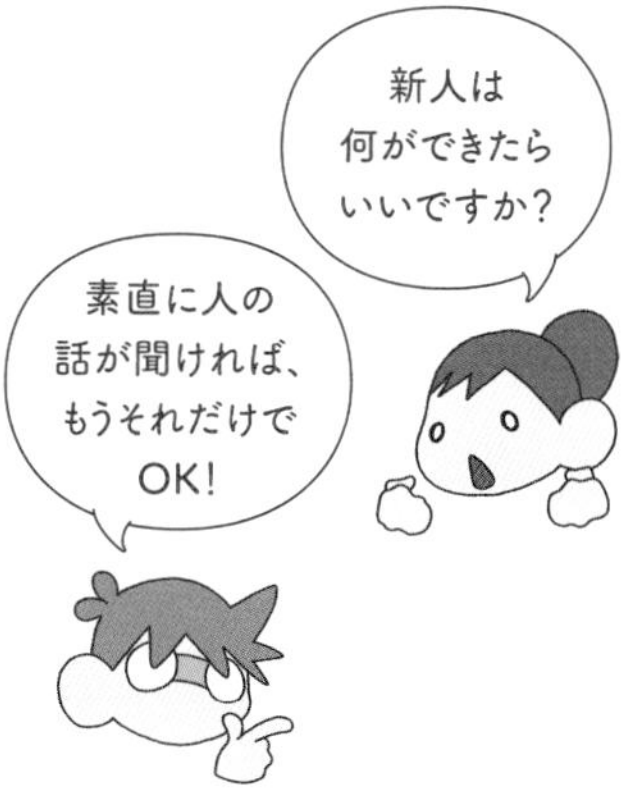
新人は何ができたらいいですか？
素直に人の話が聞ければ、もうそれだけでOK!

新人ちゃんにしてみても、先輩の気に障らないよう必死だと思うの。あれもできなきゃ、これも知らなきゃ…って。

でも、少なくとも私が求めるのは「**素直に人の話を聞くこと**」。何か指摘したときに、ぶすっとした顔したり、腐って反抗したりする子を愛せるかって言われたら、私はちょっと自信ないかな（笑）。

愛される新人になろう！

これは、黙って言うことを聞け、ということではなくて、ぶすっとしてしまうのにもぶすっとしてしまう理由があるでしょ？ その理由を口にできる素直さがあれば、「お、この子面白いな」って思っちゃうかもしれない。

新人は愛されれば勝ち！ 「愛される」って言っても、顔がかわいいとか、ただコミュニケーション能力が高いということではなくて、**「つい教えてあげたくなっちゃう」っていう能力**。

どういう人がこの能力を持ってるかっていうと、「素直な人」。教育をしていると、伝えることの難しさを実感するときが何度かやってくる。こちらが投げた言葉を、言葉通りに受け取ってもらうことができると、指導側にもやる気が出るんだよ。

2～3年目になって プレッシャーを感じる

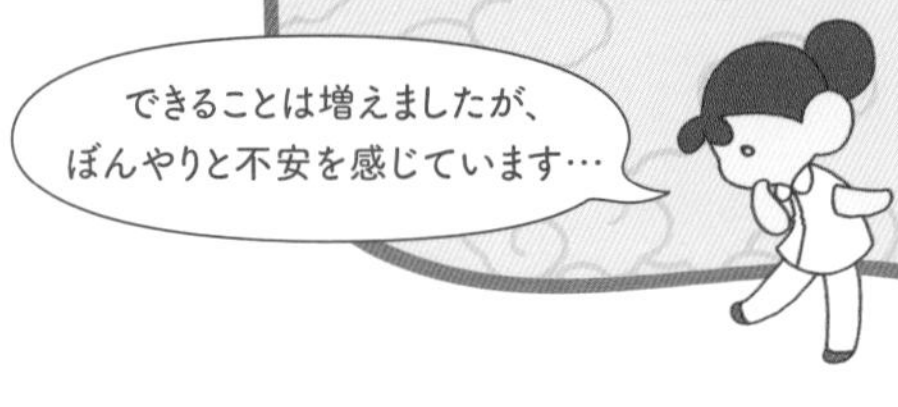
できることは増えましたが、
ぼんやりと不安を感じています…

まずはプレッシャーの原因を探ろう 原因を知ることができれば、自分の成長にも繋がるチャンス

プレッシャーは責任感の証

成長してできることが増えると、やることのひとつひとつに責任が生じるようになるし、それがプレッシャーに感じてしまうこともあるよね。係や委員会を任されることも多くなるから、心理的にも身体的にとても負担が大きくなるのは確かだよね。

「任されるようになったってことは、それだけ認められてるってことなんだから、自信を持ちなさい」なんて言う人もいるけど、だからこそプレッシャーを感じちゃうんだよね（笑）。でも、**プレッシャーを感じるということは、それだけあなたが真面目にひとつひとつの変化と向き合っているということ**。責任感もなく「どうでもいいやー」という気持ちで向き合っていたら、まずプレッシャーは感じないからね。

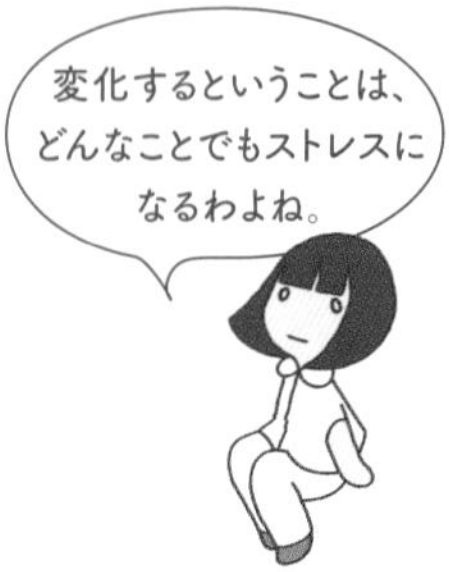
変化するということは、
どんなことでもストレスに
なるわよね。

ぼんやりとした不安は、ぼんやりしたままでは解決しない

「なんとなく不安やプレッシャーを感じる」ときには、きちんと形にしてみるといいかも。自分の心と向き合って、「なぜプレッシャーを感じているのか」を洗い出してみよう。

「教育係になった。自分自身で手一杯なのにきちんと指導できるか分からない（→13頁「新人教育ができるか不安」）」、「委員会に任命された。業務をやりながらそちらの仕事もできるか不安」…と、**不安の原因を言語化することでその形が見えるようになる**よ。それができてはじめて、「そのために自分がどう変化する必要があるか。誰に助けを求められるか」が見えてくると思う。そうすると「自分に今足りないものが何か」も、なんとなくわかるようになるんじゃないかな。

「足りないものを理解して補おうとする」ことは、あなた自身の変化に繋がるよね。2～3年目っていうのは、業務的にも精神的にもとても変化が大きい時期。せっかく変化できるんだから、より成長できるよう、自分を見つめ直すチャンスにしてみよう。

先輩との関係 まとめ

先輩も新人も人間！

突然「先輩」「新人」という立場で始まるからついつい忘れちゃうんだけど、職場環境も人間関係の構築から始まるんだよね。

先輩に対して最初は怖く感じてしまうこともあるだろうし、勉強不足や自分の足りないところを指摘されていらっとしてしまうこともあると思うけど、実は先輩も新人との接し方について、悩んでいるんだよ。


先輩から学ぶのは、まずは「仕事のやり方や取り組み方」で、そこからお互いの信頼関係を築き上げることが始まるんだよ。

先輩との関係は、知らない人間同士まっさらの状態に「先輩」「後輩」っていうステータスがついた状態から始まる人間関係。

まずは**その人や職場に対する礼儀。**

それから**学ぶ姿勢。**

そういったものを自分になりに示してゼロから人間関係を始めていって少しずつ信頼を築いていくことで、良い関係性になっていくものだと思うよ。

関係性を築く努力をすることで開く道もあるっていうことを忘れないでね！


でも、まだまだ閉鎖的なこの業界。

先輩の言動に疑問を感じたり、立場を利用した過剰な叱責やパワハラで心の調子を崩してしまうようなら、他の先輩や上司に相談したりしてきちんと自分の身を守ることも大切。

決して「全部自分が悪いんだ」なんて、我慢しすぎることはないようにね！

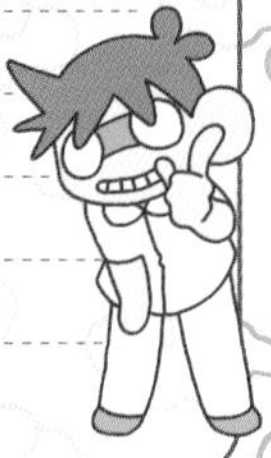

新人とうまく接することができない

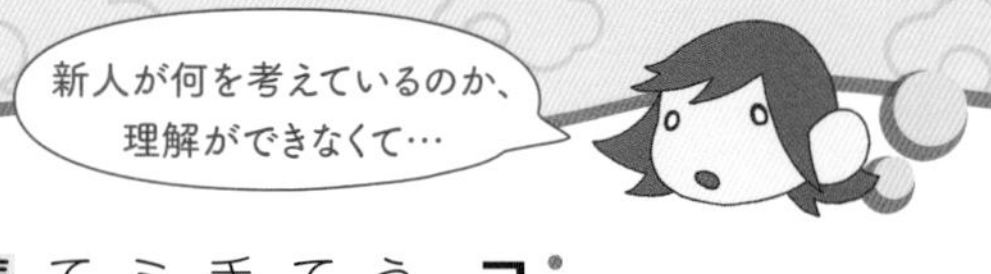
新人が何を考えているのか、
理解ができなくて…

**コミュニケーションがうまくとれない原因を考えてみよう
そのうえで指摘して気づかせてあげるのも優しさ**

コミュニケーションがとれない原因は？

うまく接することができない理由って、「自分の言っていることが伝わっているかわからない」とか、「相手の言っていることが理解できない」みたいな、「コミュニケーションのキャッチボールができない」っていうのが多いと思うんだけど、これって「**言葉や表情の使い方が違う**」ことも原因のひとつだと思うんだよね。

私も昔、そういう子に会ったことがあるよ。叱られると笑うような表情になっちゃう子で、こちらにしたら何を考えているかわからなくて「理解しているかな?」って不安になっちゃう。でも、相手からしてみると、どうして怒りがヒートアップしてくのか理解できなかったりするんだよね。

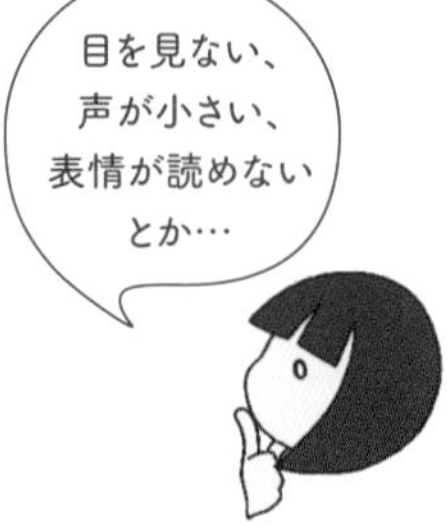
目を見ない、
声が小さい、
表情が読めない
とか…

コミュニケーションの違和感を言語化してみよう

だから、まずは「うまく接することができない原因」を見つけて言語化してみるのは大事かも。もし、相手に問題があれば、「あなたのコミュニケーションのこういうところに、すごく違和感を感じているんだけど、今までに指摘されたことはない?」と直接ぶつけてみよう。プライベートなら、コミュニケーションがうまくできなくても、誰からも指摘されずに、自然と人が離れていくだけかもしれないけど、ここは職場。**業務に支障をきたすようなら、早めに指摘して改善できるよう手伝ってあげよう。**ただし、**それはあなた自身にも言えること。**パーソナルスペースに踏み込まず適切な距離をとって、目を見て、距離に応じた声の大きさで話しかける。場面に応じた表情でわかりやすく伝える。これだけ意識すれば、業務中のコミュニケーションはだいたい支障なくできると思うよ！

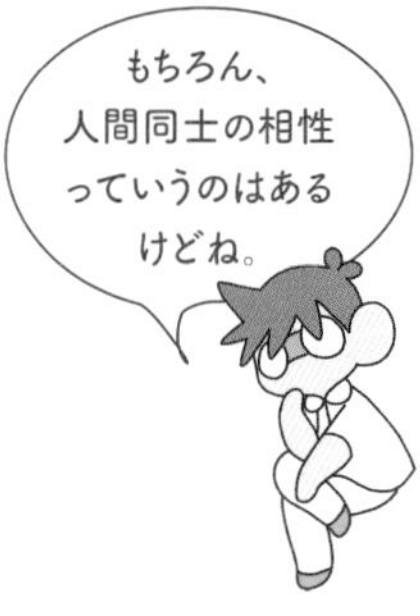
もちろん、
人間同士の相性
っていうのはある
けどね。

新人教育ができるか不安

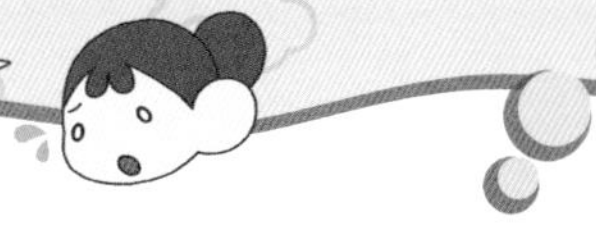
自分もまだまだなのに、本当に
指導なんてできるんでしょうか…

3～4年目はまだまだ指導下 わからなければ先輩に 助けてもらって大丈夫!

新人教育も指導のひとつ

最初の新人教育は超不安! それはやっぱり自分に自信がないからだよね。「わからないことがあったらどうしよう」「どうやって接すればいいんだろう」って思ってしまうのは当然のこと。

新人教育をすることになるのは、だいたい3～4年目からが多いと思うけど、**ベテラン勢から見れば3～4年目の子自体が、実はまだまだ指導下。**じゃあ、なんでそんな子たちに教育をやらせるかっていうと、それも指導のひとつだったりするんだよね。

3～4年目はとても迷子になりやすい時期。そんな子たちに新人指導を経験してもらって、人を育てることや、指導を通して自分を見つめ直してもらう機会を持ってもらうことも目的だったりするの。

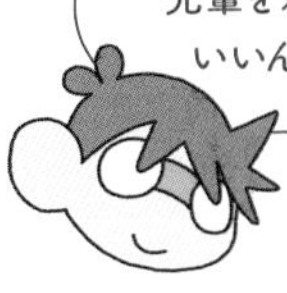
だから、
先輩を頼っても
いいんだよ。

困ったら先輩を頼ろう

だから、一人で全部背負い込まないで、**困ったことがあったらすぐに先輩に報告しよう。**そのために教育係のフォロワーがどこかにスタンバイしているはず。あなたの教育の方法や新人にぶつかる姿を見て、実は先輩たちもやきもきしたり、安心したりしているんだよ。だから「これも勉強のうち」と受け止めて安心して新人ちゃんに接してね。

指導が実を結ぶのは10年後

私の考えだけど、新人教育が実を結ぶのは10年後。経験を積んでから「あのとき、先輩の言っていたことの意味がわかった…」って感じることもあるけど、新人時代に受けた教育の意味が理解できるようになるのに10年はかかると思うんだよね。**結果はすぐに出ないもの。**「うまくいかない!指導してるのに成長しない!」ってあせることもあるけど、人間ってやっぱりそう急には成長できるものではないんだよね。だから、あせらずに「結果が出るのは10年後」くらいの気持ちで、あなたらしく素直な気持ちで新人指導に当たってね。

反省できない新人がいる

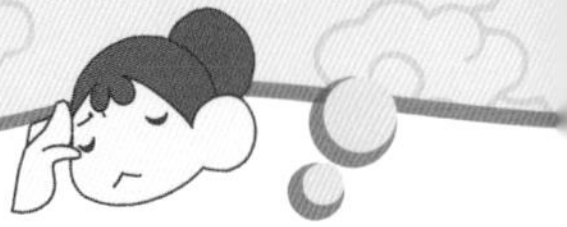
本当に反省してるのかな、
って思っちゃう

表情から読み取れなくても反省はしているのかも言葉だけで伝わることはとても少ないということも忘れないで

本当は反省しているのかも、だけど…

「反省できない」ということに指導側が一番不安を感じるのは「怖さを知らない」ということ。

指導者が指摘をする、反省を促す、というのは「こういうことが危険だから今後注意していこう」っていうイエローカードなんだけど、このときの返事が曖昧だったり、ふてくされた態度をとっていると「反省していないんだな」と感じてしまうよね。

もちろん、感情の表し方は人によって違うから、一見、表情で読み取れなくても心の中では超反省しているのかもしれない。ただ、この後も同じことをくり返すようだと、「同情の余地なし」なんだよね…。

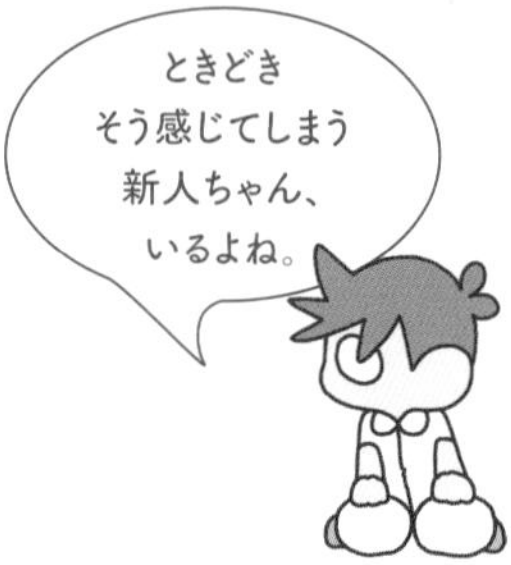
ときどき
そう感じてしまう
新人ちゃん、
いるよね。

怖さを言葉で教えることはできない

医療者にとって怖さを感じるということは、とても大切な危機管理能力のひとつ。でも、一年目だと「怖い」どころか業務の全体像すらわからない場合も多い。だから、**まず「これはとても怖いことなんだよ」と「怖い」を教えてあげるところからはじめよう。**

ただ、いくら言葉で言ったところで、伝わらない子はいるんだよね。だから、そういう子には私は「あなたがした○○は××な結果に繋がるおそれがあります。今はこの怖さがわからないかもしれないけど、いずれわかるようになると思う。今のあなたの意識のままでやっていくと、いずれ一度は怖い目に絶対遭うから、そのときにいろいろ学んでください」と言って、イエローカードを出すようにしているよ。もしかしたら患者さんの不利益につながってしまうかもしれないけど、「そのときまでに気づけるといいな」

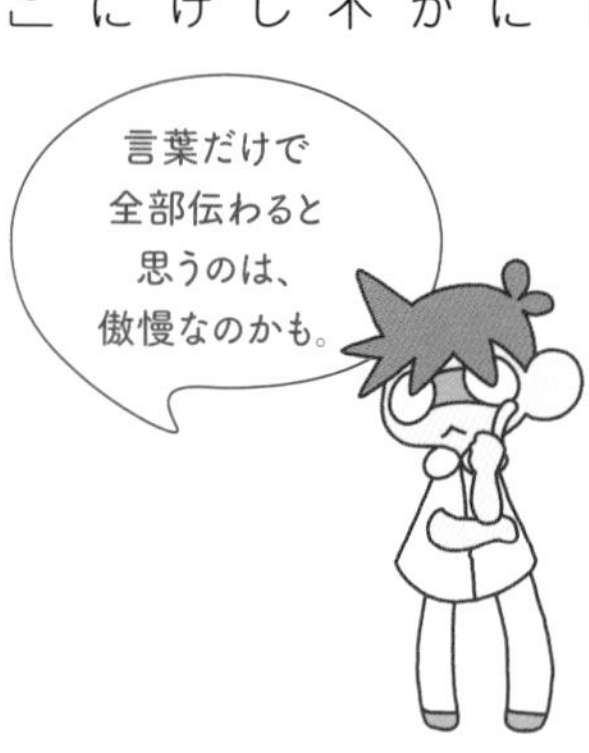
言葉だけで
全部伝わると
思うのは、
傲慢なのかも。

という希望を込めて指導をしているよ。

あと、**「○○が起こらないように普段からこういう準備をしている」という自分の姿を見せる**ことも、指導のひとつの形だと思っているよ。

自分の普通を押し付けるなかれ

あと、こういう「反省できない子」の指導で必ずぶつかるのが「普通の壁」。「普通こう言ったら、こう受け取りませんか!?」っていう言葉は、職場でもよく聞くけど、**指導において「普通」という単語はできるだけ使わないに越したことはない**と考えているの。

「普通こう」っていう感覚は、「自分の普通を押し付けている」ということだからね。特に医療業界っていうちょっと特殊な環境に身を置いてきた私たちの

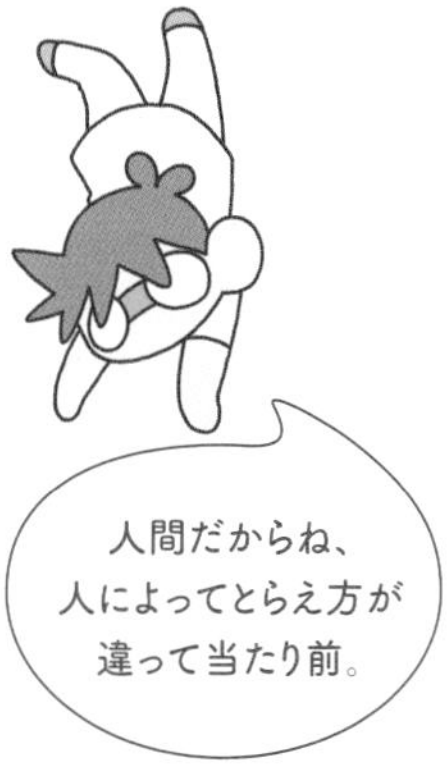
人間だからね、
人によってとらえ方が
違って当たり前。

感覚と、ついこの間まで学生だった、社会経験もあまりない（ある人もいるかもしれないけど）人たちの「普通」が同じなわけもなく…。

冒頭でも触れたように、新人は「怖さ」の感覚も知らないところから始まるんだから、「わからなくて当然」くらいの感覚がいいんじゃないかな。まずは、感覚や物のとらえ方のすり合わせから始めてもいいくらいだよ。

それを**「看護師の物のとらえ方」にしていくようにすることも指導のうち**だと思うから、まずは「これは反省すべきことです」ってはっきり伝えてみるところから始めてみたらどうかな？

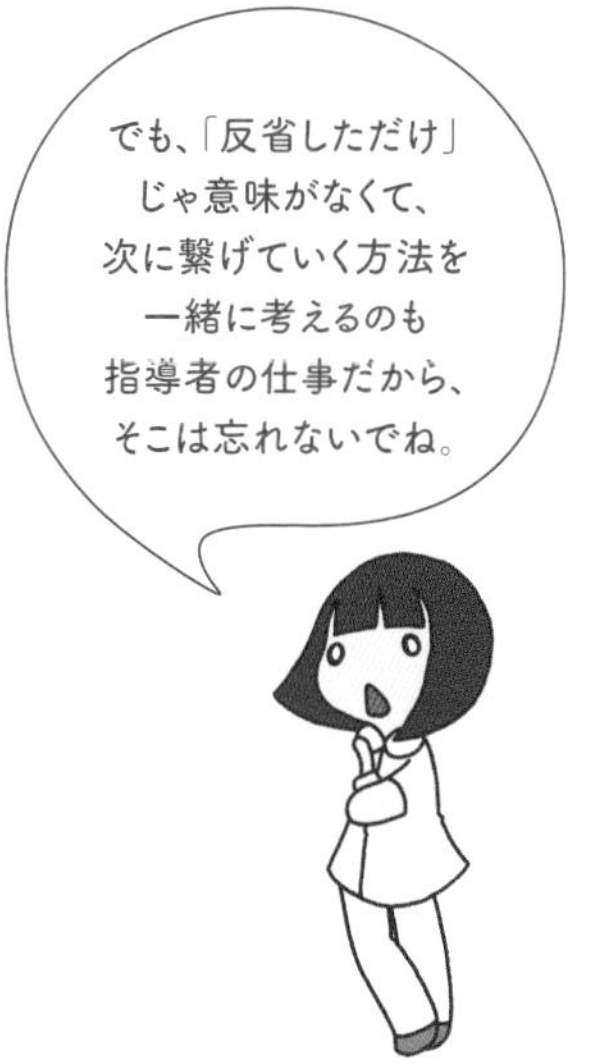
でも、「反省しただけ」
じゃ意味がなくて、
次に繋げていく方法を
一緒に考えるのも
指導者の仕事だから、
そこは忘れないでね。

「素質」のない新人がいる

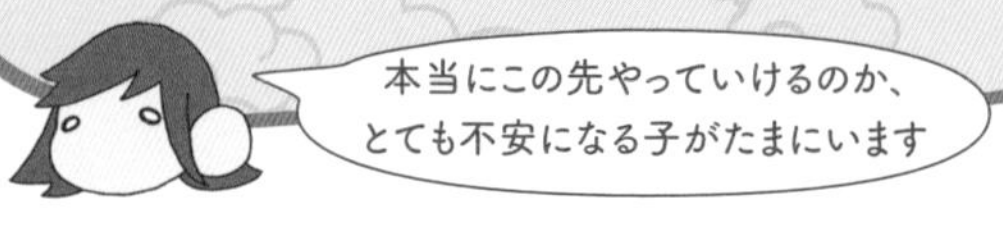
本当にこの先やっていけるのか、
とても不安になる子がたまにいます

**新人に必要な素質は2つだけ
多くを求めずゆるめに構えよう**

そもそも新人の「素質」とは？

言ったことが次の日に全部できるようになる新人なんていないし、質問したことにそつなく答えられる新人ちゃんも、それはそれでかわいくないなぁ(笑)。**指導者側が新人に求めるものは「素直さ」と「問題なくコミュニケーションがとれること」**であって、それは「その人なりの愛され力」とも言えると思う（→9頁「先輩が新人に求めるものは？」）。

同じように勉強が足りてなくても新人ちゃんによって「全然勉強してないじゃん」と思ってしまう子と「わからないなら教えてあげようか？」という子がいるのを感じたことない？　その違いは、その子の持っている「愛され力」と、指導をするあなた自身との「相性」が大きく影響していると思う。

それは個人的な感情が影響しているものだから、**「あの子、素質ないわ」で切り捨ててしまうのはちょっともったいない**かな。

先輩は新人ちゃんに多くを求めてはだめ

昔、私が指導を担当した新人で、怖さも知らないし、素直でもない、人の顔色を伺うような表情で、どうにも受け付けない子がいたのね。麻薬の管理ミスなんかもあって、大きな声を出したこともある。

何度注意しても全然改善されなくて、ある日その子が大きなミスをやらかしたとき、つい頭にきてしまって「私はあなたの指導から外れます。もう叱られて嫌な思いをすることないですよ」と宣言して教育を降りたの。

それでもその子は、その子なりに辞めずに頑張って、私にも積極的にコミュニケーションをとって（主に叱られにきていたんだけど）、それなりにできるようになって、気づいたら私も彼女のことを認めるようになっていたんだよね。

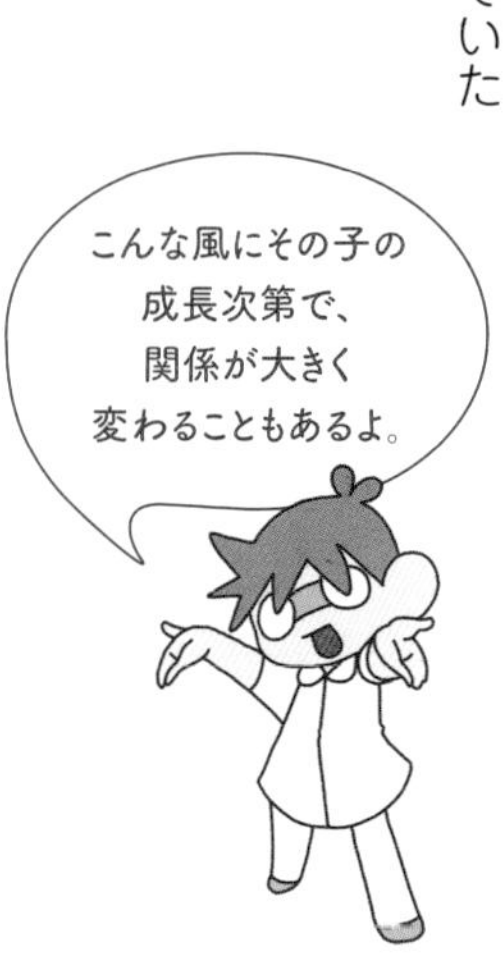
こんな風にその子の
成長次第で、
関係が大きく
変わることもあるよ。

振り返ってみれば、私自身も彼女に多くを求めすぎていた部分があったのかな…と思う。多くを求めるということは、それだけ期待しているということの裏返しなんだけど、ときにそれは相手を傷つけてしまう原因にもなってしまうんだよね。

だから、指導者は「**期待していないわけではないけど、多くを求めない。素直で、きちんとコミュニケーションがとれればまずはOK**」くらいの気持ちでゆるめに構えていよう。

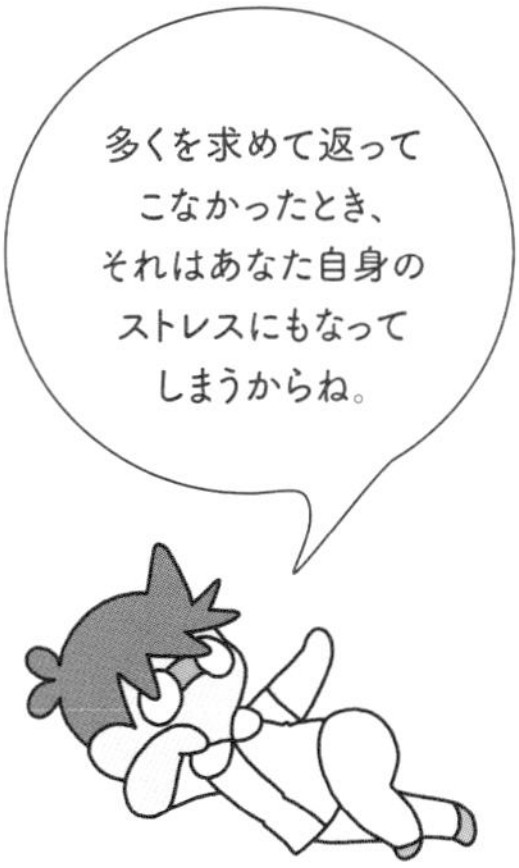
多くを求めて返ってこなかったとき、それはあなた自身のストレスにもなってしまうからね。

他人が自分の期待に完全に応えることは難しい

他人に期待するって、対人関係では必要なことだけど、実は難しいよね。

たとえば、「今日はいいお天気ですね」って言葉にも「天気の話を振ったら、天気の話を返してくるだろう」っていう期待が込められているじゃない？

でも、「今日の僕の靴、〇〇ってブランドなんですよ」って返されたら、「そんなこと聞いてないけど…」って勝手に失望しちゃうよね。

これは極端な例だけど、指導を受ける側と指導する側でも同じこと。

「こう言えばわかってくれるだろう」って思っても、期待と違うことをされたら勝手に失望しちゃう。

価値観も経験も違う他人が自分の期待に完全に応えることは難しいってことを覚えておこう。

「応えてくれなくて当たり前、応えてくれたら超ハッピー」

くらいがお互い楽でいいのかも。

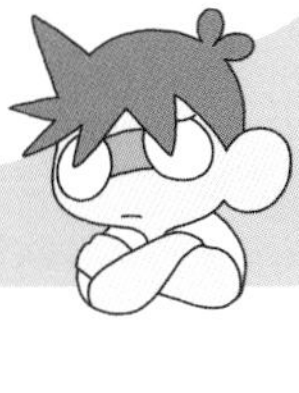

年上の新人との接し方

自分の方が経験者とはいえ、年上の方には
どう接すればいいのか悩みます

どちらが上とか下ではなく、看護師の先輩として必要な指導を行いますと伝えよう

敬意を払いつつ、すべき指導はきちんと

医療職以外の職場を経験してから学校に入って、新人として入職してくる人も多いよね。40代でしかもお子さんがいるような人生の先輩にも指導をしなきゃいけないことも普通にある。

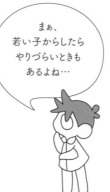

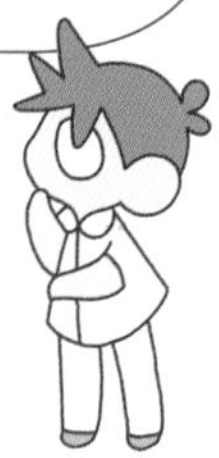
まぁ、
若い子からしたら
やりづらいときも
あるよね…

ただ、年齢がどうであろうと、経験がどうであろうと、一年目で入ってきた以上は新人さん。**人生の先輩であるということに対する敬意は十分に払ったうえで、きちんと指導をしよう。**新人さんの方も「こんな年齢で新人なんて…」っていう引け目もあると思う。だからこそ、年下の新人さん以上に、必要な指導をきちんと行うことがとても大事。

指導をするから上、なんてことはない

社会人として、年上としてのプライドもあるだろうけど、医療業界ではまだ1年目。態度や表情にそのプライドが見えるようであれば、「○○さんは私より年上で人生経験もありますが、看護師としては私の方が経験があります。ですから、どちらが上とか下とかいうことではなく、必要な指導をきちんと行います」と、**言葉にして伝えることはとても大切**だと思う。

新人さんも必要以上に恐縮していたり、虚勢を張ってしまっていることも多かったりするよね。だから、事前に「私とあなたは指導者と新人、それ以上の上下関係はないですよ」と、きちんと伝えるところから始めてみよう。

新人・後輩との関係 まとめ

「自分と相手は違う人間だ」ということを自覚しよう

年を重ねるごとに新人ちゃんとの「感覚」が乖離していくように感じているよ。

「私のときあんなだったかなー」「えー、そう受け止めちゃう？」っていうことが、年々増えていっているよね（笑）。

でも思い返せば、私も先輩方に同じことを言われていたんだよね。

大昔の人も「最近の若いものは…」って書き残していたというし、新人ちゃんのことが理解しづらくなっているのは、自分自身が変化した証拠なのかもしれないね。


それに、看護における教育って、多様性を否定している面もあるのかも。

経験が少なく、感受性が豊かな若者と、経験を積んで、ときには保身を覚えたベテランとでは、考え方も物事の受け止めかたも違って当然。

教育をするうえで、**まずは「自分と相手は違う人間なんだ」と自覚することはとても大切なこと**だと思うよ。

違う人間だから、自分が育ってきたようには育たない。

自分が受け止めるようには受け止めない。

どう感じているのか、どう考えているのか、その子の視点を借りながら、成長のお手伝いができるようになるといいね。

新人の頃の教育は一生もの！
だからこそ、その子の可能性を摘み取ってしまうような
教育がなくなるといいよね。

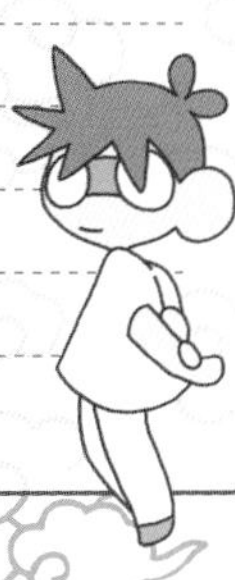

合わない先輩・同僚・新人がいる

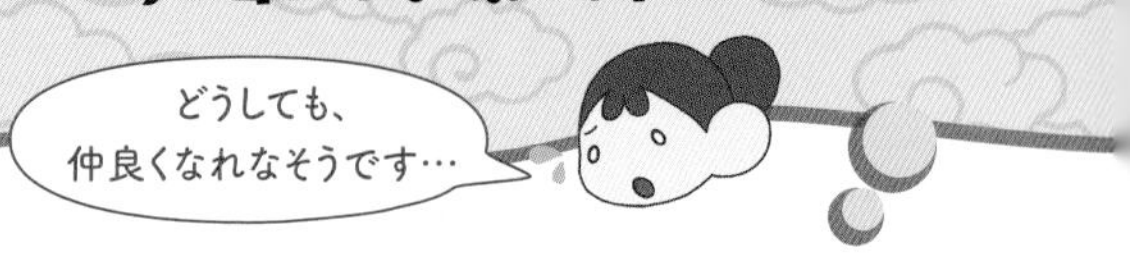
どうしても、
仲良くなれなそうです…

**人間だから合わない人はいる！
仕事中は、感情よりも
目の前の業務を大切にするべし！**

仕事なのはわかっているけど……

人間だからね、誰でも合わない人はいるよねー。私も苦手なタイプっていうのはたくさんいるし、目立つ性格だから、いろいろ言われてるなぁって思うときはあるよ。

もちろん、みんなわかってるんだよね。「友達を作りに来てるんじゃない。仕事をしに来てるんだ」ってことくらい。でも、合わない人がいるだけでちょっと嫌な気持ちになっちゃったり、報告するのに躊躇したりするときもあるよね。

ちょっと考えてみよう。1日の就業時間は8～16時間。そのなかで合わない人と直接話したり、接する時間はどのくらいだろう？　プリセプターでもない限り、長くてもせいぜい数十分くらいじゃないかな。

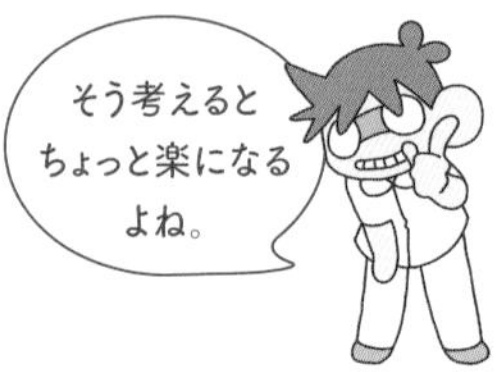
そう考えると
ちょっと楽になる
よね。

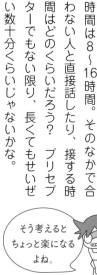

なぜ、その人と「合わない」か

合わない人と関わる時間って、実はすごく短いんだけど、それでも辛いときはあるよね。じゃあ、なぜ合わないと思うかを考えてみよう。突き詰めていくと、「その人に嫌われている」か「その人を嫌いか」のどちらかだよね。

①その人に嫌われている

これは、空気とか口調でわかるよね。目を合わせてくれない、会話をすぐ切り上げようとする、とかなんとなくね。

そういうときは「機嫌をとろうとしない」。嫌われた理由がわからないと、「私、何かしたかな？」と思ってしまうけど、少しでも好かれようとして顔色を伺ったり、笑顔で接しても、相手からしたら「嫌いな人間にやたら絡まれる」としかとられないこともある。だから、好かれようとするのは、リスクの大きい方法…とも言えるかも。それに、「何もなくても人を嫌いになる」こともあるよね。「特に何かあった訳じゃないけど、なんか嫌い」とか「相手が何をしていても、とにかくイラつく」っていうこと、あなた自身にも経験ない？　人間だから、こういうことあるし、これはもうこちらでは改善のしようがない。

嫌われてしまったものはしょうがない！　**堂々と自分の仕事をして、公明正大に接するようにしてみよう。**「嫌い」は感情、「仕事」は現実。仕事中なのだから、相手の感情に振り回される必要は全くないんだよ。目に見えない相手の感情を気にして動けなくなるより、目の前の現実をこなしていれば、別の誰かが評価してくれることもあるかもしれないよね。

直接何か言われても、自分に非がなければ堂々として、非があったら素直に謝ればOK！

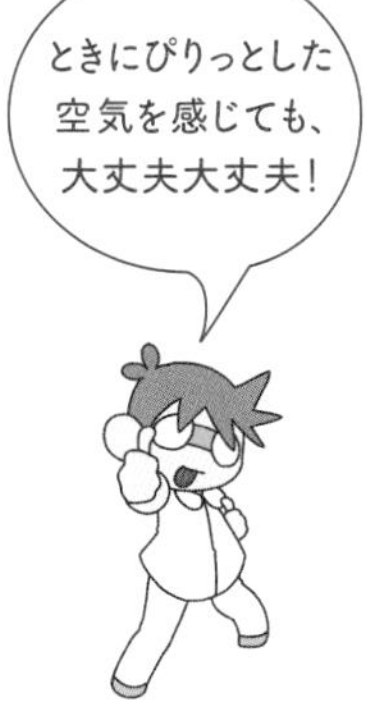
ときにぴりっとした
空気を感じても、
大丈夫大丈夫！

②その人の考え方や口調・性格が嫌い

人間だから、どうしても好きになれない部分もあると思うの。でも、それはあなたの感情でしかない。口調や性格って、その人が今まで生きてきた積み重ねだから、それを「直して」って言っても、直るわけがない。それに人の考え方も、残念ながら、外から働きかけたところでそうそう変わるものではないんだよ。その人自身が「変わらなきゃ」って思ったときに、はじめて変われるものなの。

だから、あなたが嫌いな人にいくら強い態度をとっても、その人が変わることはまずありえない。むしろ、態度を強固にしてしまうかもしれないね。それに、もし直ったとしても、多分突然好きになることはないんじゃないかな。今まで嫌っていたなら余計にね。

仕事に感情を持ち込む必要は全くない。そうやって心がければ、「嫌い」っていう感情を見えなくすることはできるはず。**感情ではなく、仕事の能力や内容で人を見られるようになると、あなた自身がとても楽になると思うよ。**

嫌いな人のことを考える時間を、あなたの大切な人生の時間に使いたくないでしょ？「必要な業務を行うことだけを考える」ことは、時間の節約にもなるんだよ。

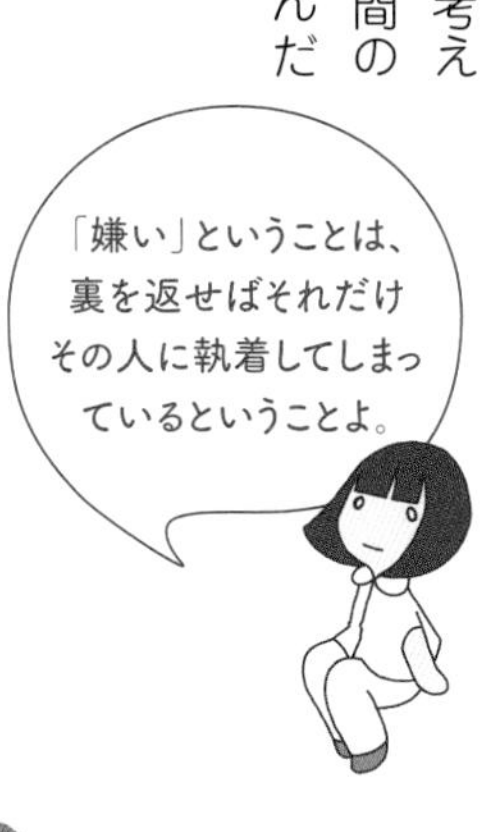
「嫌い」ということは、
裏を返せばそれだけ
その人に執着してしまっ
ているということよ。

病棟に居場所がない

何をしていればいいのか……
時々居場所がないと感じてしまいます

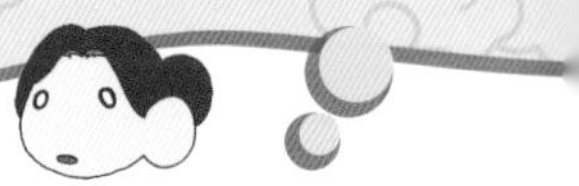

ときには戦略的に
動いてみるのも大切
居場所は自分で作っていこう！

自分の居場所をどうやって作っていくか

異動や病院を変わった後だと、そう感じてしまうことって結構あるよね。

ここでは、新しい環境に変わった後に居場所を作るためのコツを紹介するよ！

①まずは郷に入っては郷に従え

元々病棟にいた人たちは、時間をかけていろいろな関係性を築いてきているから、急にここに割り込むのは難しいよね。

新しいコミュニティに入るためには、まず**自分の信頼を勝ち取ることが一番の近道**。ただ、私も経験があるんだけど、特に古い病院で長く勤めている人が多い病棟だと、完全にコミュニティが形成されてしまっていて、上手にやらないと「よそ者」として弾かれてしまうこともあるんだよね…。

この状態で信頼を勝ち取るっていうのはちょっとコツがいるけど、大丈夫！

まず「**仕事で認めてもらうこと」が一番なんだけど、ここでヒーローになろうとしてはダメ**。あと、転職したときって、ついつい「前の病院では～」って言いたくなっちゃうけど、これを3か月くらい我慢しよう。この言葉は元々いた人たちからすれば「ここのことを何も知らないくせに、何言ってるの？」としか受け取ってもらえないからね。

だから、まずは**「郷に入っては郷に従え」精神で病棟のことを学ぼう**。自分の立場を確立できれば、「別の病院にいたときの経験」なんかも自然に話ができるようになるよ。そのころには自然にその病棟に馴染めているはずだよね。

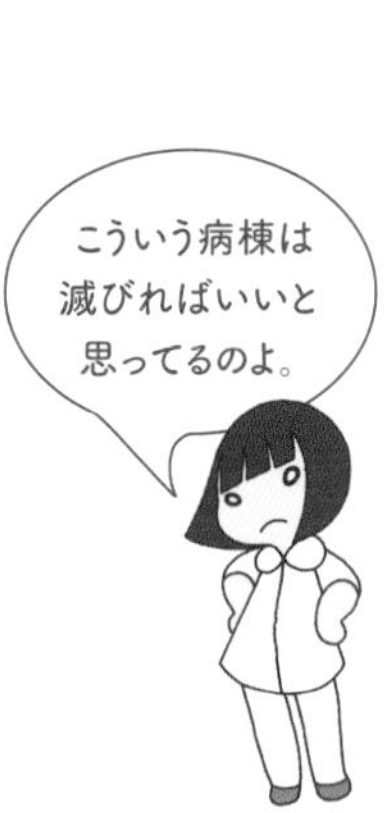
こういう病棟は滅びればいいと思ってるのよ。

②観察して声をかける人を選ぼう

①とも共通することだけど、まだまだ昭和的な感覚の「閉鎖的な病棟」っていうのはあって、外から来

た人を「異物」として見なしてしまうんだよね。ただ、「コミュニティは変化するものだから（→26頁「病棟の雰囲気が最悪」）、ときには時間が解決してくれることもあるかもしれない。それに、「異物」としての自分が病棟全体が変化するきっかけになるかもしれないよ。

もし観察できる余裕があるなら、**「空気に流されているけど不満がある」人から声をかけるようにする**のも、大人の作戦だよ。「空気に流されているけど不満がある」ということは、「波風を立てたくない性格」とも言える。そういう性格の人は、人を拒むことも苦手なはず。業務についてだけでも話ができる人を作っていって、戦略的に居場所を作っていくことも大切なことだよ。

なんとなく話ができるようになったら、**「自分がその病棟でどう思われているか、どういう立場なのか」ということを意識してみる**のも大事。そうして自分の居場所ができたときに、病棟全体の雰囲気もきっと変わっているはずだよ。

③積極的に業務を引き受けよう

自分の力量より少ない業務を振られていたり、その病棟の時間の感覚に慣れていないこともあるよね。

私は一般病棟からＨＣＵに異動になったとき、これを感じたよ。ＨＣＵって一般病棟に比べて動線が短くて、業務が少ないというよりとにかく運動量が少なかったんだよね。一般病棟のながーい廊下を歩くつもりでやっていたら、時間が余ってしまって（笑）。

でも、もし自分の時間が余ってしまったときは、なるべく少ない仕事量で終わらせようとしないで、**積極的に話しかけて業務を引き受けるようにしてみよう。**そんなことから信頼を勝ち取れることもあるかもしれないよ。

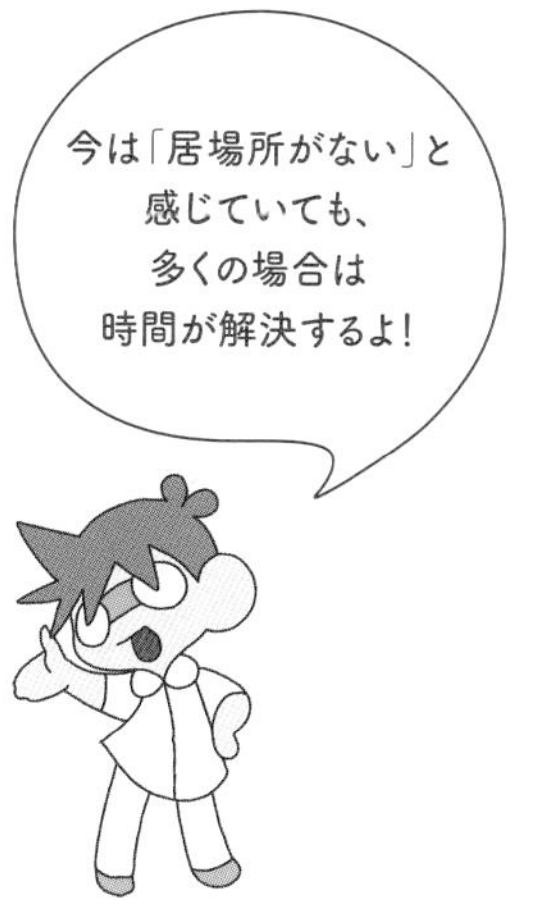
今は「居場所がない」と
感じていても、
多くの場合は
時間が解決するよ！

同僚との関係

同僚の尻ぬぐいばかりしている気がする

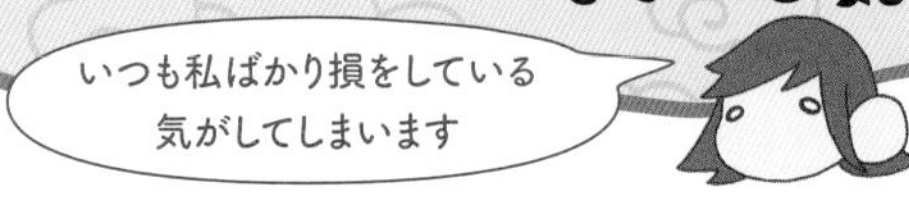
いつも私ばかり損をしている
気がしてしまいます

「鈍感な人」には「敏感な人」の視点を教えてあげることから始めてみて

敏感だから気づくこともある

振り返ってみると、今日は一日あの人に振り回されてばかりだった…なんてこと、あるよね。勤務を引き継いでも、点滴が端から漏れていたり、オーダーの見落としがあったりでその処理から…っていうときもある。「尻ぬぐいをさせられていると感じる」理由のひとつに、**あなたがそれだけ周りのことに気づけているから**というのがあると思うよ。気が付かない人や周囲に気を配れない人は、人に尻ぬぐいをさせていることにすら気づいていないことが多い。たとえ、同じ作業をしていたとしても「前の人のやり残した業務の後処理をしている」という感覚すらないこともあるんだよね。

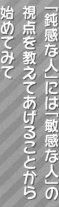

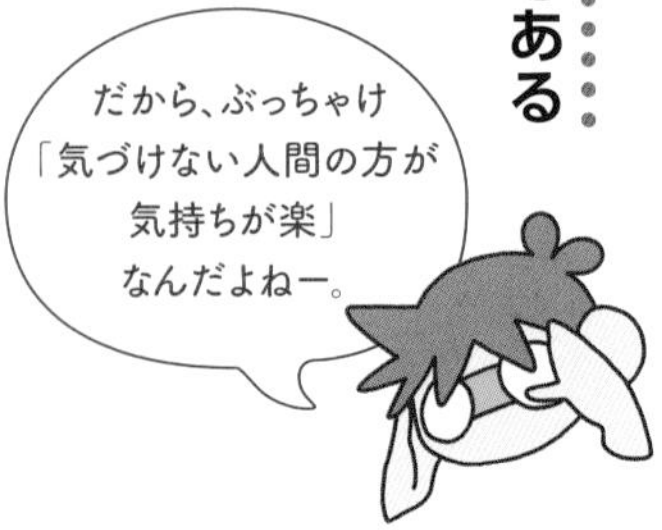
だから、ぶっちゃけ
「気づけない人間の方が
気持ちが楽」
なんだよねー。

「敏感な人」の視点を教えてあげよう

仮に、尻ぬぐいに気づいて動いている人を「敏感な人」、気づかずに動いている人を「鈍感な人」と呼ぶとして、「敏感な人」は気づいてしまうが故に動かざるを得なくて、気持ちも業務も圧迫されて「なんで私ばっかり！」と追い詰められがちだと思う。だからといって「鈍感な人」になれ、っていうのはとても難しいよね。「敏感な人」は気づいてしまうんだもん。

でも、**「鈍感な人」も気づいていないだけで、「敏感な人」の視点を教えてあげれば気づけるようになることもある。**私も「鈍感な人」なんだと思うけど、愚痴を聞いたり、直接指摘されることで「敏感な人」の視点に気づけるようになったこともたくさんあるよ。まずは、「自分があなたの尻ぬぐいをしている」という事実や、「敏感な人」の視点を「鈍感な人」に教えてあげるところから始めてみたらどうかな。

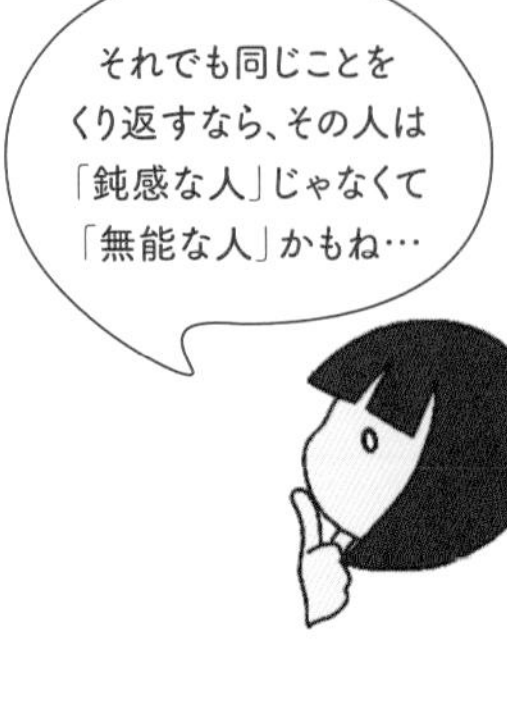
それでも同じことを
くり返すなら、その人は
「鈍感な人」じゃなくて
「無能な人」かもね…

同僚との関係

子の体調不良で休んだら嫌味を言われた

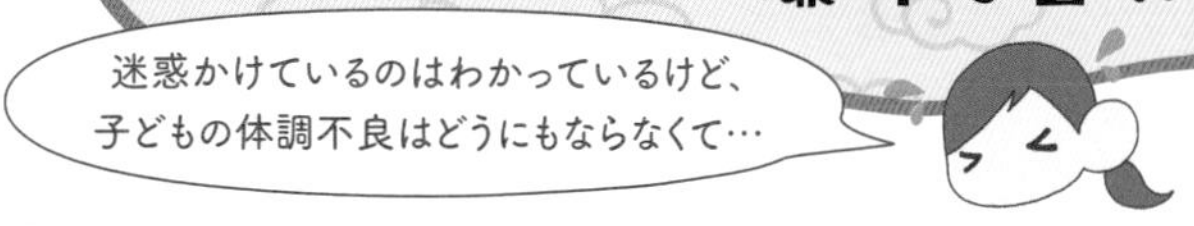
迷惑かけているのはわかっているけど、
子どもの体調不良はどうにもならなくて…

**嫌味は気にしなくてOK！
あくまで仕事なので
家庭を優先するのは当たり前！**

何を言われても、働く目的を忘れずに！

真面目な看護師さんほど勘違いしがちなんだけど、「看護師とはいえ、仕事」なんだよね。日々の糧を得て生活を送るための労働。

そこにプライドは必要だけど、**「何のために働くのか」は忘れちゃいけない**と思っているよ。「自分を高めるために働く人」もいれば「家族を守るために働く人」もいる。その家族がケアを必要としているなら、仕事よりも家庭を優先するのは当たり前だと思うけど、どうかな？

休んで嫌味を言うのは、単に「業務が増えてムカつく」からってこともあるかもしれないけど、あなたとは働く目的や仕事と家庭の優先順位が違うからっていうのもあるのかも。それだと、その人と価値観をすり合わせるのは難しいよね。

だから、「あの人と私の価値観は違う。私は私の家族のために働いているんだ！だから仕事より家庭を優先します！」という気持ちで堂々と休んでいいと思うよ！

自分を許せるように行動しよう

そうはいっても、結果として他の人に迷惑をかけてしまっているのは事実だから、やっぱり申し訳ない気持ちになっちゃうよね。だからこそ、普段から敬意を持って周囲に接したり、休んだ分くらいは…の気持ちで仕事を引き受けたりして、周りから許してもらうんじゃなくて、自分が自分を許せるように働くことを意識してみたらどうかな？

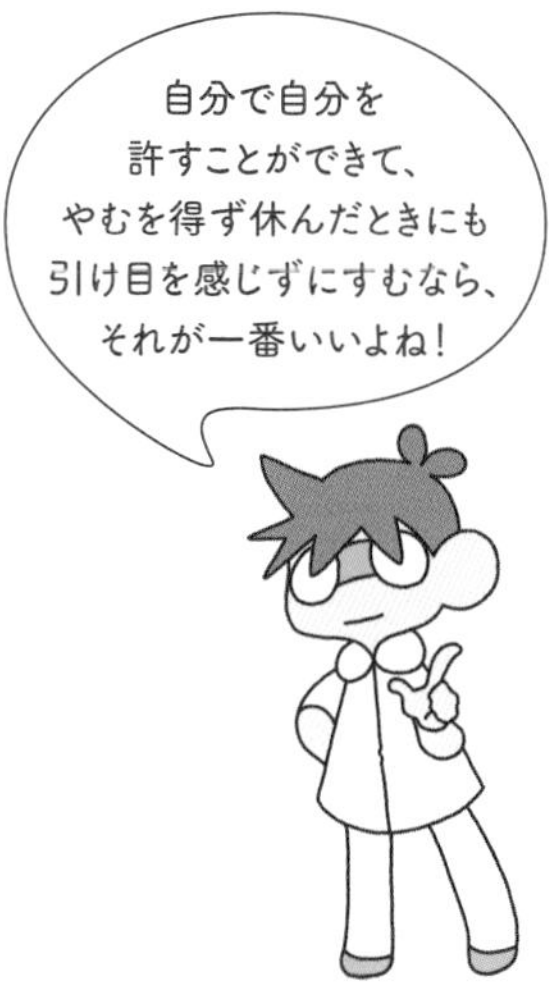
自分で自分を
許すことができて、
やむを得ず休んだときにも
引け目を感じずにすむなら、
それが一番いいよね！

病棟の雰囲気が最悪

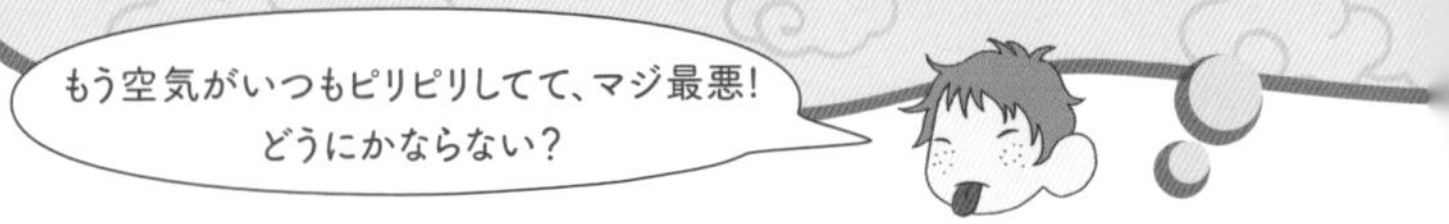
もう空気がいつもピリピリしてて、マジ最悪!
どうにかならない?

コミュニティは変化するもの 違和感を感じているなら 変化の時期に来ているのかも

病棟の雰囲気を作るのは1~2人

今までの経験上、病棟全体の雰囲気っていうのは「たった1人か2人が作る」ものだと感じているよ。病棟に10人いたとして雰囲気を作る人が2人、その2人の雰囲気に従ったり、機嫌を伺ったりする人が7人、全く気にしない人が1人。この7人は、2人の影響を受けるから、その状況に一番不満を抱えていたりするんだけど、なんとなく空気に従って「不満を感じているはずなのに空気を作り出す片棒を担いでいる人」にもなっている、ということもあると思うよ。

変えたいと思うなら、まずは自分が変わってみること

コミュニティは生き物みたいに変化していくもの。メンバーの一部が変わるというのは、コミュニティにとって転換期だけど、「すでにいるコミュニティのなかにいる人間が変化する」というのも、大きな転換期のひとつ。7人のうちの誰かが「このコミュニティは雰囲気が悪いな」と感じているなら、おそらく空気に従う他の人も、多かれ少なかれその停滞感を感じていると思うの。**停滞感を感じている、ということは、そのコミュニティが「変化する時期」に来ているかもしれないよ。小さな変化でも、自分の意識や言動が変化すると、それはおのずとコミュニティ全体に徐々に波及していく**ものだよ。でも、「○○さんがいなくなればいいのに」と、不満を陰で言うだけでは、何も変わらないし、むしろますます空気は悪くなっていくと思う。そんな雰囲気も、いずれは何らかの形で終わりを迎えるだろうけど、あまり後味の良い結果にはならないと思うんだよね。

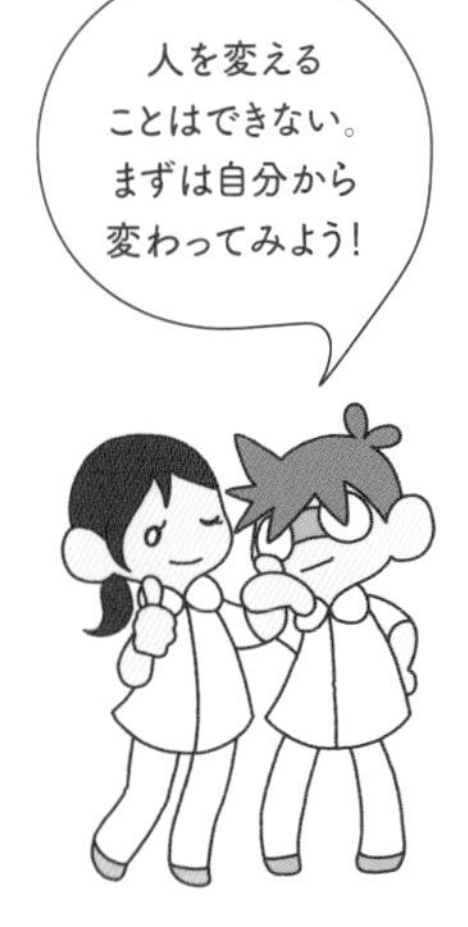
人を変える
ことはできない。
まずは自分から
変わってみよう!

同僚との関係 まとめ

人は生きている限り、
どうしたって誰かには嫌われちゃいます

「誰かが私の悪口を言ってるんじゃないか」とか「あのとき誰かからの評価を下げてしまったんじゃないか」とか、他人からどう思われているかってやっぱり気になるものだよね。

でも、人の価値観や置かれている状況はさまざまだからね。

人は生きている限り、どうしたって誰かには嫌われてしまうものなんだよ。


たとえば、大ヒット作品を出した売れっ子作家さんには、当然ファンもたくさんいるよね。でも、あまり注目されていない他の作家さんにとって、その売れっ子作家さんは「あいつさえいなければ」って憎たらしく思う存在なのかもしれない。

売れっ子作家さんは一生懸命、仕事をしているだけなのに、誰かの人生のなかでは、こんな風に勝手に悪役になっちゃうことだってあるんだよね。

だから、**誰かに嫌われることを過剰に恐れて生きなくてもいいのかも。**


私は、誰かから嫌われることを恐れずに自分のやるべきことをきちんとやっている人ってすごくかっこいいと思うよ！

それって、他人からの評価に惑わされず、自分で自分のことを認めてあげているからできることだからね。

もし、他人からの評価が気になり過ぎてしまっている人や、自分で自分を認めるのが苦手な人がいたら、ときには「私って今かっこいい！」って思い込んでみるのもいいかも。

他人からの評価ではなく、自分で自分を「かっこいい」って思えるような仕事ができるようになるといいよね！

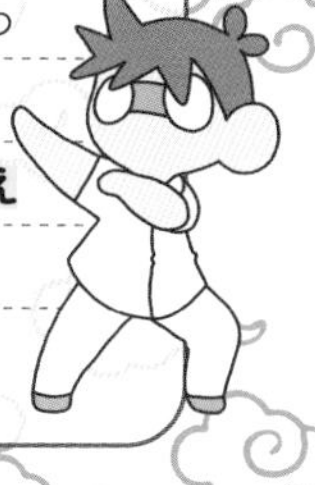

うまく話せない

もともと人と接するのが得意じゃなくて…
何を話せばいいのかわからなくて余計緊張しちゃいます

まずは相手に興味を持つことから！言葉を選びすぎて遠慮しているだけでは、なかなか踏み出せないよ

うまく話せないのは慎重に接していることの裏返し

よく、美容部員さんや美容師さんの接客とか話術ってすごく巧みだなぁ…って思ってるんだけど、それってお客さんの方から、自分が仕事として得意とすることを目に見える形で持ってきてくれるからでもあるんだよね。「私に似合う色ってどんなんでしょう？」とか、「思い切って短くしてみたいんだけど似合うかな？」とかね。

そういう状況なら、自分がするべきことやかけるべき言葉もわかるし、近い距離感で話しても問題ない場面も多そうだから、とてもコミュニケーションがとりやすいと思うんだよね。

看護という仕事をこの視点で見てみたらどうだろう。看護師が患者さんに提供するのは医療行為やその人が快適に過ごせるためのケアや身辺のお世話。それらはすべて「信頼」という土台の上に乗っているものだと思うんだよね。もちろん、美容部員さんや美容師さんたちも「その道のプロである」という土台があるからこそ、お客さんに「この人になら相談できる」と思われていることには変わりないんだけど、看護師の場合は命や健康にも大きく関わるから、コミュニケーションのとり方が難しい場面も出てきてしまうと思うんだよね。

だから、**看護師として患者さんやご家族と話をする、というのは、信頼を得ながら接遇のスキルも使いこなす、実はとても高度なテクニックが必要なものだ**と思っているよ。

以前、患者さんやご家族からとにかくクレームをもらってしまう男性ナースがいたの。確かにうかつなところがある子ではあったんだけど、それにしても、なんでこんなにクレームになるのかな…と思って、意識して見ていたんだけどね。もう、とにかく全部適当なの。モニターのアラームが鳴ってしまって不安になったご家族の目の前で、説明なしにアラームを切ったり、言葉の使い方が敬語とタメ口がごちゃごちゃで尊大な態度だったり。もちろん、きちんと指導が入ったんだけどね。

彼がクレームを受けてしまった原因は「相手を尊重せず、言葉や態度を選ばな過ぎたこと」だと思う。

一方で、**あなたが「患者さんとうまく話せない」と感じているということは、それだけ患者さんやご家族に対して「気分を害さないように、慎重に言葉を選んで接している」ということの裏返し**だと思うよ。遠慮しなければ、この男性ナースのように、「相手を尊重しない態度」になってしまうからね。

まずは一人の人間として接してみよう

もし、看護師として接するのが難しければ、まずは一人の人間として接してみよう。「**目を見て話す、その人に興味を持つ、最低限の敬意を払う**」の3つができていれば、突然気分を害してしまうことはそうそういないはず。

特に「相手に対して最低限の敬意を払う」というのは、とても大切。看護師にかぎらず、初対面からぶっきらぼうだったり、敬語の使えない人って「私はあなたの敵です」って言ってるようなものだよね。

だからこそ、「私はあなたの敵ではありませんよ」ということを示すためにも、「敬意」というものがあるんじゃないかな。

興味を持つにはまず観察から

実は、「その人に興味を持つ」ということが一番難しかったりするんだけど、その人が持っているものやその人自身をよーく観察してみると、自分が関われそうな接点が見えてきたりするよ。

私は、自分自身も眼鏡をかけているから、眼鏡をかけている人には眼鏡について聞いてみたり、声に特徴がある人には「素敵な声をしてらっしゃいますね」と、プラスの言葉がけをしてみたりして、会話のきっかけをつかむようにしているよ。

「好き」と言われて、その人を突然嫌いになることってあまりないよね。だからこそ**「好き」「興味がある」という言葉や態度をまずは全面に出してみたらどうかな?** そんななかで、必要なことを簡潔に伝えるスキルや、適切な言葉選びができるようになれば、あなたは立派な「看護師としてのコミュニケーション」を手にいれたことになると思うよ。

ナースにだけ強気な人がいる

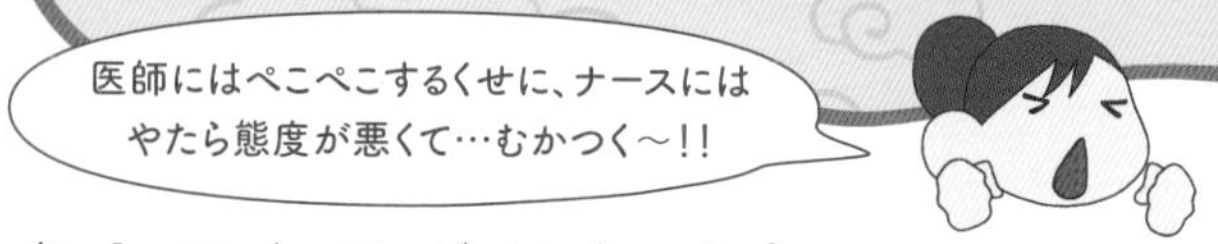
医師にはぺこぺこするくせに、ナースには
やたら態度が悪くて…むかつく～!!

ナースだって人間！ 失礼なことを言われていい存在じゃないよ 言動に惑わされず、やるべきことをきっちりやろう

なぜナースに強気な態度をとるのか

年配の方なんかは、特に若い看護師に対して異常に強気で言葉も荒い人がいるから、嫌になっちゃうよね。こういう患者さんは「看護師だから」とか「女だから」って視点で人を見ていることが多いよね。

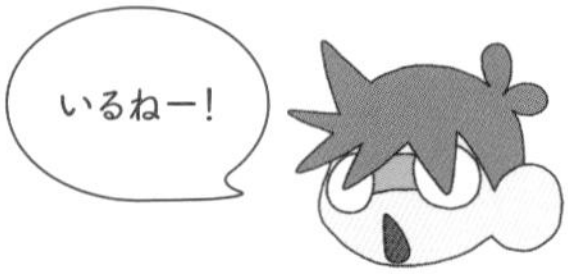
いるねー！

入院・通院している患者さんって、多かれ少なかれ不安やストレスを抱えているから、それをぶつける標的に「若くて自分が勝てそうな看護師」がなりやすいんだと思う。でも、不安だからって他人に当たり散らしてもいい…なんてことはないよね。

そういえば、私の病院に若くて小柄な女性の医師がいるの。失礼な強気系高齢男子患者さんの担当医だったんだけど、ある日、先生が診察に行ったときにその患者さんが「先生、今まで口が悪くてすまなかったね。俺は看護師さんだと思ってたんで、ついつい強気に出ちゃったよ」って言ったのよ。そうしたら、その先生が「それは構いませんが、私が医師でも看護師でも関係ありません。スタッフに対しては職種に関係なく、敬意を払って接していただきたいです」って言ってくれたの！

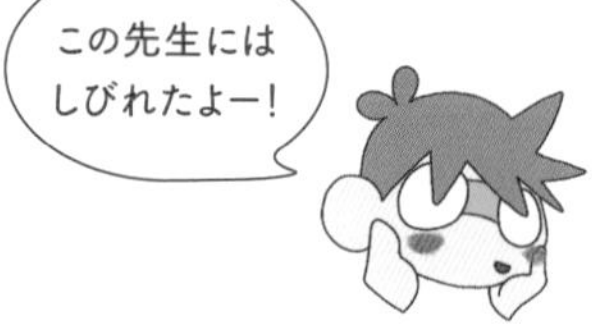
この先生には
しびれたよー！

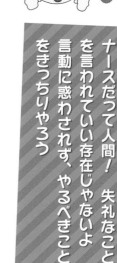

自分なりのコミュニケーション方法を見つけよう

異常に強気な人って、**感情で相手を支配しようとするところがあると思う**。だから、相手の態度におろおろしちゃうと、かえって増長することもあるよ。優しく、でも毅然とした対応ができるようになろう。個性や性格によってさまざまだし、難しいけど、「自分なりの強さ」を武器にしたコミュニケーションの方法を見つけられるといいよね。

私の病棟にいる50代の看護師さんで、彼女ならではのコミュニケーションがすごくうまい人がいるの。「隣のおばちゃん」的な接し方で、「看護師と患者の壁」をなくす感じだから、接遇的に正しいかというと、正解！……とは言い切れないんだけど(笑)。でも、当たり散らす患者さんには「おやおや、まぁまぁどうしたのー？」とあえて距離が近い感じで接したりして、「本当に上手に人を見ているな…」と感心するよ。みんなが使える方法ではないけど、「自分なりの」「個性を生かした」コミュニケーションってこういうことなのかなって、とても勉強になったよ。まぁ、私があぁなるには、まだ程遠いけどね（笑）。

看護師である前に、あなたは人間

患者さんは不安やストレスを抱えている存在。看護師は患者さんの不安やストレスを理解して受け止めなければならない。でも、看護師だって人間！「看護師として受け止めなきゃいけない」ことも「人間として受け止められない」こともある。だから、「人として言われたくないこと」を言われたときには、はっきり指摘するべきだと思う。

看護師さんって「自分が悪かったから何を言われてもしょうがない、接し方が悪かったから当たりがきつくなるんだ」って考えちゃう人も多いけど、それは自分で自分を大事にできていないよね。

悪かったところは反省が必要。でも、ひどいことを言われて傷ついたら、それはきちんと報告しよう。もし、それで施設が守ってくれなければ、そこから離れることも選択肢になるかもしれないよね。私たちは、やるべき仕事をしっかりやる。患者さんの不安や不満には組織として対応する。看護師の業務を超えることを要求されたら、きちんと断り、筋を通して上に報告する。自分を大事にするためにも、**自分のなかで看護師としてのラインをあらかじめ引いておくことで楽になる部分もあると思うよ。**

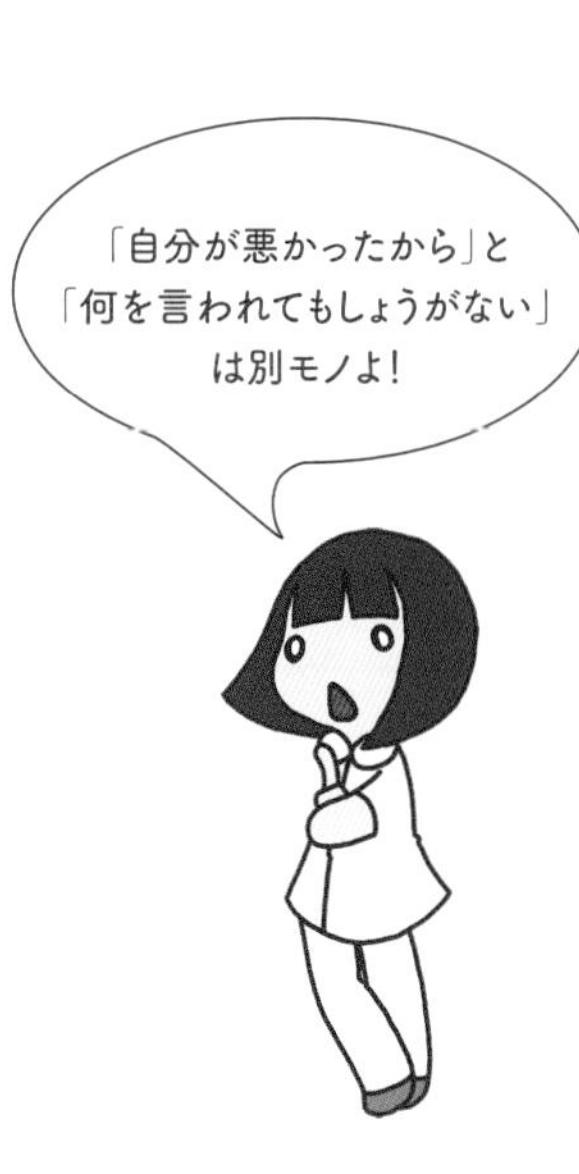
「自分が悪かったから」と
「何を言われてもしょうがない」
は別モノよ！

嫌いな患者さんとの接し方

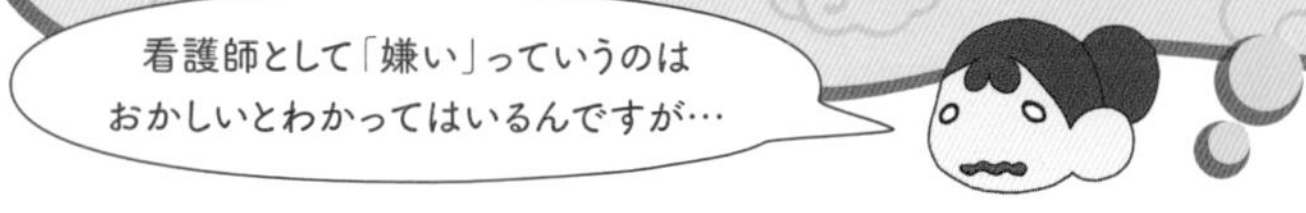
看護師として「嫌い」っていうのは
おかしいとわかってはいるんですが…

好きになる必要はないよ 看護師として敬意が払えればＯＫ

「なぜ嫌いか」によって対策が変わってくるかも

人間対人間だからね。患者さん相手だろうが、医師相手だろうが嫌いな人っていうのは必ずいるよ。でも、仕事。逆に言えば、仕事以外では接しない人。だから、好きになる必要なんてないんだよ。看護師として敬意を払い、患者さんとして接すればＯＫ。

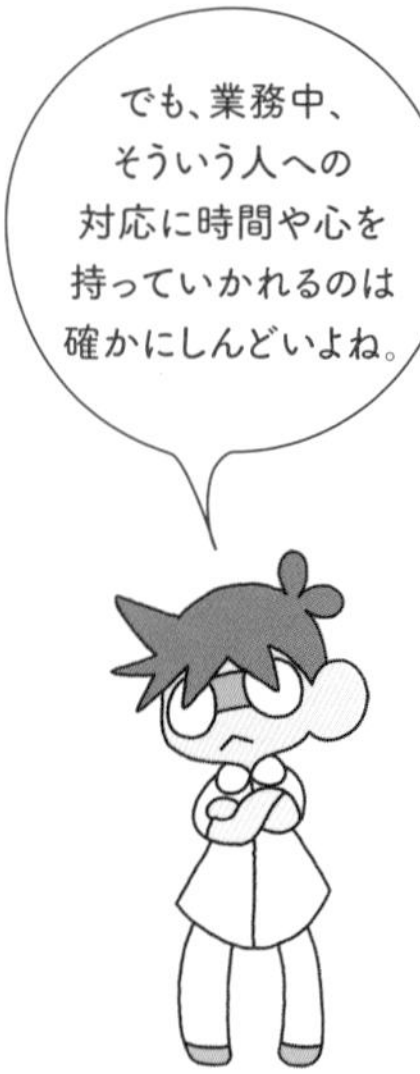
でも、業務中、
そういう人への
対応に時間や心を
持っていかれるのは
確かにしんどいよね。

実際のところ、私たちが見ている患者さんの姿って、その人の限られた面でしかないんだよね。だから、多分、嫌いになる要因もそれほど多くなくて、だいたいは「喋ってくれない」「態度や言葉が威圧的」「すぐ『訴える』という」「こだわりが強くて、細かい要求が多い」あたりだと思うの。

①喋ってくれない患者さん

単に返事をするのが面倒なのかもしれないけど、看護師を試しているようなところもあると思う。だから規定通り、事前にケアや処置の説明をして、きっちりとやるべきことをやろう。**試されているならなおさら、毅然と接する**ことを心がけよう。

②態度や言葉が威圧的な患者さん

毅然とした態度で接して、感情的になったりおろおろしたりしないようにしよう（↓30頁「ナースにだけ強気な人がいる」）。

③すぐ「訴える」という患者さん

規定通りの説明とケアを行おう。何かにつけて「訴える」っていう人って結構多いんだけど、こういう人って「言葉で人を支配しようとする人の典型」だと思うんだよね。そもそも、規定通りの手順に従っていれば、万が一訴えられたとしても、後ろ暗いところはないはず。**だから、「訴える」という言葉に惑わされず、こちらも毅然と他の患者さんといい意味で「変わらない接し方」を心がけよう。**

④こだわりが強くて、細かい要求が多い患者さん

業務に支障をきたすようなこだわりには、線引きをしてもいいと私は思っているの。たとえば肢体不自由の患者さんが、手足の位置やベッドの角度をミリ単位で指定することってあるよね。患者さんが快適に過ごせるようにするためではあるんだけど、全部聞いてたら時間も手もとられちゃう。だから、「ここまではできますが、ここからは後ほど対応します」と**スケジュールを提案したうえで、時間を空けて対応するようにする**ことも必要。急ぎではない要求を断わらざるを得ないときは、重ねて丁寧にお詫びしながら接すると、後々のトラブルも防げると思うよ。

感情で接するとトラブルのもと もっと嫌いになっちゃうことも

嫌いな患者さんだってどうしたっている。でも、その人に対して怒りや悲しみ、いらつきなどの感情で接すると、火種はどんどん大きくなっちゃう。だから、あくまで「**看護師として相手に敬意を払いつつ、毅然とした対応ができればＯＫ**」と考えよう。

「ちょっと」の使い方

「ちょっとだけ待っててくださいね」業務中、私もよく言っちゃう言葉。

でも、この一言、ちょっと待って!!

看護師が考える「ちょっと」は10分でも、患者さんにとっては2～3分かもしれない。

まして、バタバタしているスタッフと、待たされるだけの患者さんからしたら、その感覚はさらに大きく変わるよね。

だから、こういうときには「ちょっと」じゃなくて「○分後にもう一度来ます」みたいに具体的な数字で伝えるようにしよう。

でも、もしすぐに訪室できなさそうなら、「今、ちょっと手が離せなくて…。すぐには来られないかもしれないけど、必ず来ますから」と正直に伝えてしまうのスキルのひとつだよ（約束したからには、タイマーを使ったりして時間管理することも忘れずに!）。

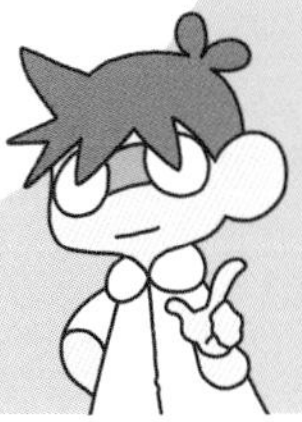

暴言・暴力がつらい

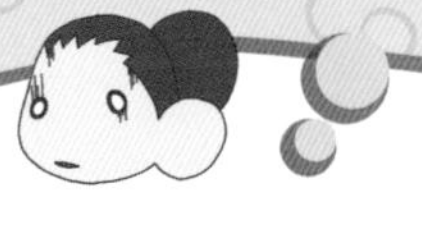
認知症の患者さんに毎日殴られたり、罵倒されたり…これって当たり前？

業務中に暴言・暴力を受けてしまうことはあるでも、職員が受けた暴力は組織が受けた暴力！

暴言・暴力は当たり前じゃない！

認知症のある高齢者や精神疾患のある患者さんの対応で、必ずといっていいほど経験するのが暴言・暴力。私もひどいことを言われたり、首や顔を蹴られたり殴られたりしたことや、眼鏡を壊されたりしたこともあるよ。

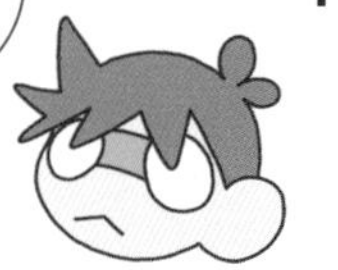
なかにはベッド柵やイスを投げ飛ばしてきた人もいたな…

ここで出てくるのが「相手は病気なんだからしょうがない」という考え方。法律でも精神疾患などによって認知面に問題がある場合に起こした傷害は、罪に問われないとされている。でも、日常的にそういう方に接する私たちの立場は？って思うよね。私が問題だと思っているのは「看護・介護職が暴力を受けるのは当たり前」という考え方。まず暴力って時点で、**本来なら傷害なんだっていうことを忘れないでね。**

責任はどこにあるのか

患者さんからの暴力があったとき、本来の責任は患者さんにある。でも、患者さんに責任能力がないとき、「責任の所在」はどこに行くんだろう。こういうときには弁済は家族に請求することになるかもしれないけど、家族がいなかったりしてそれが難しいときは、やっぱり施設や病院に、保障を求めるべきだと思うよ。

暴言・暴力は組織が受けたもの

医療者が患者さんに受けた暴言・暴力って、「患者さん→施設・病院→医療者」って考えることもできるよね。組織に属する人が受けた暴言・暴力は、組織が受けた暴言・暴力だと思うんだけど、数が多すぎていちいち対応したら面倒なのか、真摯に対応してくれない施設・病院もある。たとえば、職員が暴力を受けるリスクがある以上は、ときには説明と理解を受けたうえでの抑制行為なども必要なものだと思うし、組織はその結果に対して責任を取る必要があると思っている。

だから、まずはきちんと責任者に「暴言・暴力があった」と報告しよう。「言ってもどうせ何もしてくれない」とあきらめないで、「報告したという事実」を作ることはすごく大事。責任者に報告して、それでもみ消されたのなら、さらに上の組織や労働基準監督署などへの報告も視野に入れていくべきだと思うよ。

声を上げていくことが看護の未来を作る

「こんなことでいちいち…」って言われることもあるかもしれないけど、それが積み重なった結果が、いまの「医療・介護職は暴言・暴力を受けてもしょうがない」っていう現状なんだよね。私たちもそろそろ「自分を守る」という考え方を身につけていく必要があると思う。それがこれから先、看護や介護で働く人たちを守る未来を作っていく道程にもなっていくと思っているよ。

許せるか許せないかは、自分で決めていいと思う

噛みつかれる、殴られる、掴まれる…レストランのスタッフだったら大変なことなのに、医療・介護の世界では「これも仕事のうち」で済まされちゃう…変なの。

でも、「少しでも暴言・暴力があったらもう看ない！」ができないのもまた事実。

「よくあること」だからなのもあるけど、「家族から絶縁されて寂しいのかも」「がんを宣告されて不安だからしょうがない」とか、その人の背景を知っちゃってるからってこともあるよね。

それを汲み取るのも看護のひとつだから、なかには「もっと寄り添ってあげないと」って言う人もいるんだよね…。

でも、人によって許せることと許せないことがあるのは当たり前。

その線引きは誰かに言われることじゃなくて、自分で決めていいと思うんだ。

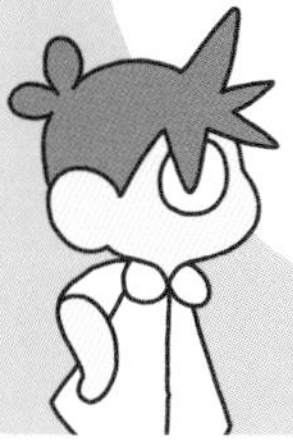

不快にさせてしまった

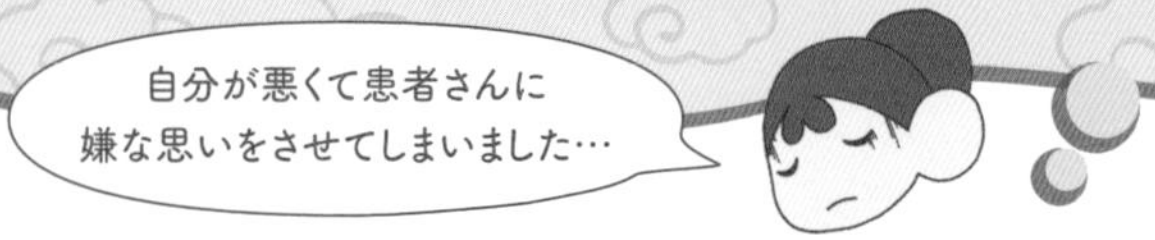
自分が悪くて患者さんに
嫌な思いをさせてしまいました…

人間、生きてる限り誰かを不快にさせちゃうもの きちんと謝罪したら、もう引きずらない！

非があった部分はきちんと謝罪

人間だから、ちょっとの言葉づかいや態度で不快にさせちゃうことはあるよー。それに不快になる要因は人それぞれだよね。前にうちの病院に投書があったんだけど、それが「看護師が廊下であくびをしていて不快だった」って内容で…。

不快にさせてしまった原因が**こちらの落ち度によるものなら、上に報告してきちんと謝罪しよう。**言い訳をしたり、ごまかそうとすると事態はもっと悪くなるよ。「非があった部分」「非がなかった部分」「やむを得なかった部分」を分析して、「非があった部分」についてはきちんと反省しよう。

一度謝罪したら、もう引きずらない

そもそも、完璧に人を不快にさせない人なんていないんだよ。生きている限り、誰かは誰かを不快にさせてるの。もし、業務上の対応で自分に非があって不快にさせてしまっても、そのことに対して謝罪したら、次は同じことをくり返さないように注意すればいいんだよ。そして、一度謝罪したら、そのことは引きずらないで接するように心がけよう。そのことが原因で相手の態度が変わったら、自分だったら気まずいなーって思わない？

「**私たちは人間だから完璧ではないし、不快にさせてしまうこともある。でも、きちんと謝罪や反省ができたらそれ以上はもう引きずらない**」って考えると少しは楽になれると思うよ。

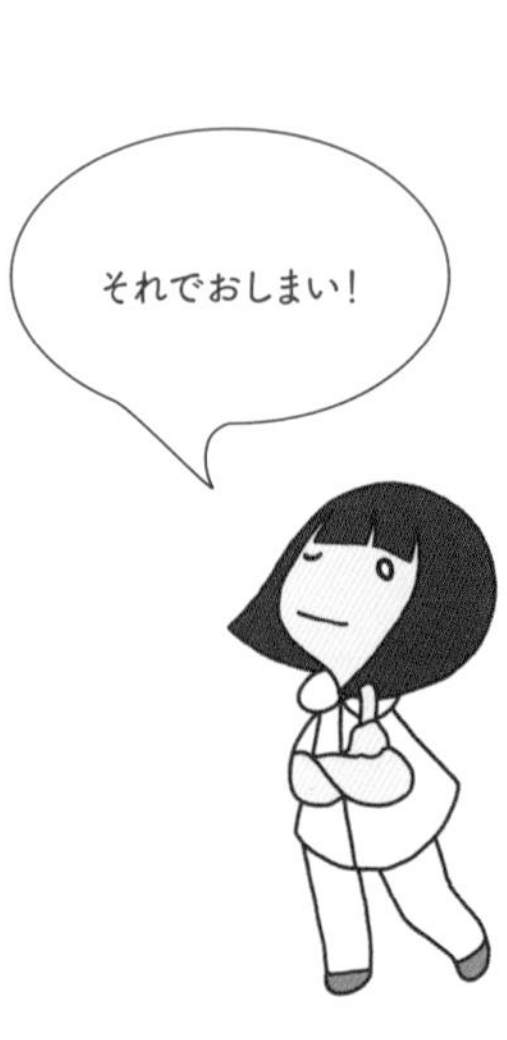
それでおしまい！

感謝されたときのリアクションに困る

やたら感謝してくれる人っているけど、お給料もらっているし
仕事なんだし、いつも困っちゃうんですよね

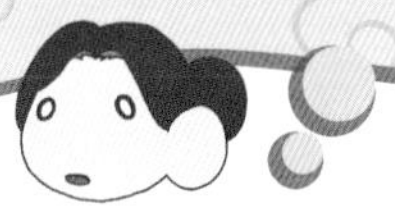

相手が嬉しくなるようなリアクションを返すのもプロの仕事
自分がされて嬉しいリアクションを考えてみよう

仕事でやってることなんだけど…

医療職でない人からすると「感謝されるなんていいじゃん！素直に受け取っておきなよー」って思うんだろうけど、意外とリアクションに困ったりするんだよね。私たちもちゃんとお給料をいただいたうえでやっていることだから、必要以上に恐縮されたりすると「いえ、仕事なんで…」ってそっけなくとらえてしまいがち。

自分が患者さんだったらどう思うかな？

こういうときは、逆に自分が「仕事だとわかっているけど優しくされて、それに対して『ありがとう』って言ったとき、どう返してもらえたらうれしいかな」って考えてみるといいかも。

私なら「いえいえー！とんでもないですよ！でも、こちらこそありがとうございます！」とか笑顔で言ってもらえたら、「あぁ、いい人だなぁ」と思うかも！　でも逆に「いえ、仕事ですから」って返されても…「かっこいいなぁ」って思うときもあるかな（笑）。

こういうときは、相手が感謝してくれたことに対して、こちらも感謝で返すって考えてみたらどうかな？「感謝に感謝で返す」って、まるで「感謝のキャッチボール」みたいになっちゃいそうだけど、決して悪いことじゃない。患者さんにも「この人は自分の感情（感謝）を受け止めてきちんと返してくれる人なんだ」って思ってもらえるし、信頼関係を作る入り口にもなるよね。

「**感謝されたことに対して、相手が喜ぶリアクションをしよう**」って考え方ができたら、プロに一歩近づいたってことなのかな。

感謝に対して
自分がどう感じるかは
ある意味関係ない
のかも。

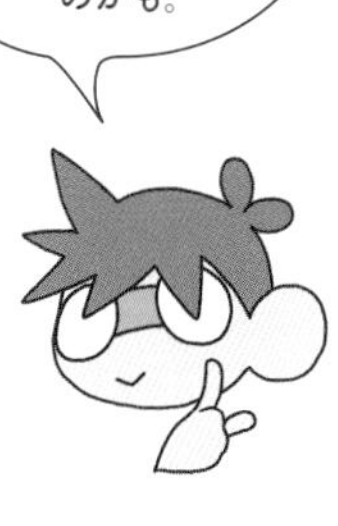

話を切り上げるコツ

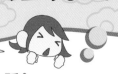

話すのも嫌いじゃないけど、
「とにかく時間が～！後にして～！」ってとき、どうしよう！？

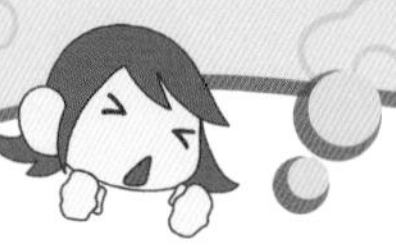

「ありがとう」を有効活用して、不満な気持ちを補うようにしよう

話をすることもケアではあるけど…

昔、双極性障害でとにかく話に付き合ってほしい患者さんがいて、話しはじめると一時間以上、個室に閉じ込められてしまうこともあったの。だから、その人からコールがあったときは、一緒に働いている人に事前に「10分経ったら院内PHS鳴らして！」ってお願いしたことがあったなぁ（笑）。

これは極端な例だけど、人によっては話をすること自体がケアになることもあるんだよね。可能な限りは付き合ってあげたいんだけど、一人に割ける時間は限られているし、その間は他の患者さんがほったらかしになっているのも事実。でも、「他の患者さんも待っているので」って正直に伝えちゃうと、「あの人は付き合ってくれない」と悪い印象を与えちゃうもの。

だから、話のなかで「そうなんですねー。あ、他の患者さんの点滴の時間でした！お話聞かせてくださってありがとうございます！」とあくまで**「お話をしてくれてありがとう」という言い方で切り上げるのがベターかな**って思っているよ。

話を聞いてくれる
時間が少なくて不満、
っていうのを
「話してくれてありがとう」
で埋める感じかな。

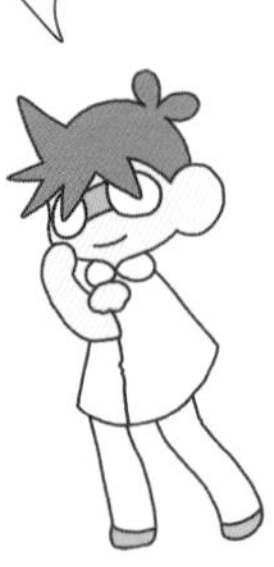

「ありがとう」を有効活用しよう

個人差はあると思うけど、やっぱり「ありがとう」が嫌な人っていないんだよね。本当ならじっくり聞いて付き合ってあげたいときもあるけど、**物理的にそれが難しいようなら「ありがとう」を有効活用してみる**のも良いと思うよ！

もちろん、最初の患者さんの例みたいに、明らかに長くなるのがわかっているなら、院内PHSを時間で鳴らしてもらったりするのも対応のコツのひとつ。そのときは「付き合ってあげたいんだけど、対応しなきゃいけないことが発生してしまいました。ごめんなさい」と一言添えることも忘れずにね！

患者さん・ご家族との関係

意思疎通ができない患者さんとのかかわり方

まったくリアクションができない患者さんと関わるのって感覚が麻痺してしまいそうで怖い…

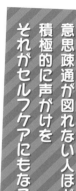

意思疎通が図れない人ほど積極的に声がけをそれがセルフケアにもなるよ

結局は自己満足？

低酸素脳症の後遺症や精神・神経疾患などで意思疎通が図れない患者さんて多いよね。いずれ回復する見込みがある急性期ではともかく、今後一生意思疎通が難しいんだろうなっていう方も結構見る。結論から言っちゃうけど、**こういう方への接し方っても、う自己満足でしかない**んだよね。

目線や表情で…って教科書には書いてあるけど、それすら表出が難しい人だっているのが現実。頭では理解しているけど、全く反応がない人にケアし続けるのはケアしている方にも精神的にくるものがあるよね。「本当にこのやり方で良かったのかな…大丈夫かな…」って。ときには、労力を吸い取られ続けるような終わりのない精神的な疲労を感じてしまうよね。こういう場合は**真摯に真剣に向き合って、どこかで自分にOKを出してあげることでしか救われる道はない**と思ってる。

頻回な声がけは、自分へのセルフケアにもなる

反応がないと、ついつい黙々とやってしまいがちなんだけど、ケアの最中は行っていることや気づいた変化を声に出しながらやってみよう。それはもちろん、**患者さんに向けた言葉ではあるんだけど、同時に自分にOKを出していることにもなる**と思うよ。

だから「今日はいい顔してるねー」「おー、きれいになったよー」と、大袈裟なくらいその人の変化や自分がした処置の結果を自慢しちゃおう！

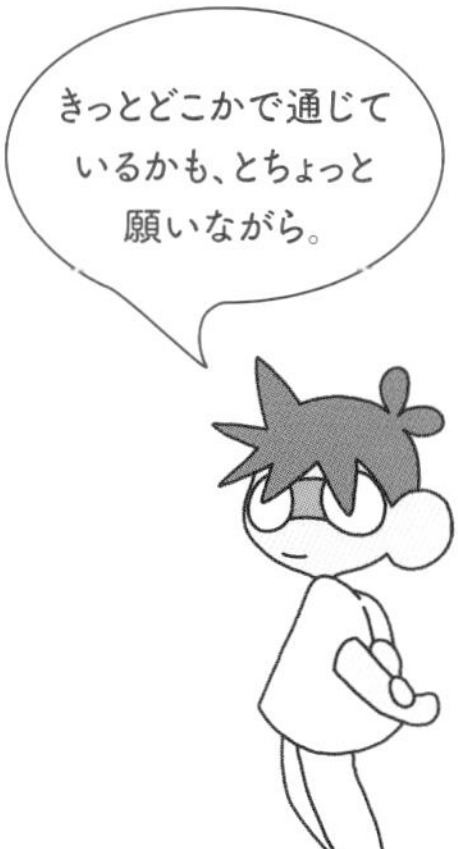
きっとどこかで通じているかも、とちょっと願いながら。

認知症の患者さんに優しくできない

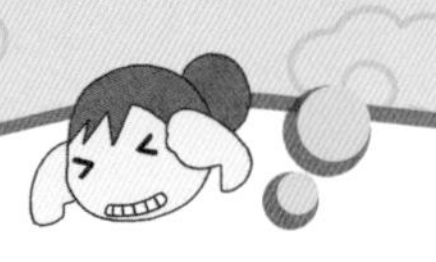
全然優しくできなくて、時々すごくキツいことを
言ってしまいそうになるんです…

優しさは余裕がないと絶対生まれない 余裕を作れるようになるのも仕事ができる証

人は満たされないと優しくできない

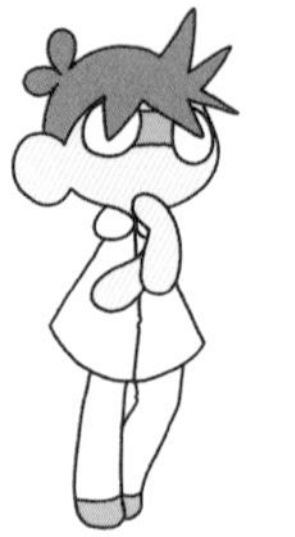
うん…
すごくわかる。
わかってしまう。

同じことを何度も何度もくり返し訴えてきたり、家に帰ろうと歩き出して転倒したり、ときには暴力を振るわれてひどいことを言われたり…どんなにわかりやすく説明しても理解してもらえなくて、心が空っぽになって事務的に接してしまいたくなるときもあるよね…。

私は、たとえ仕事であっても**「優しさをもって人に接する」のは、心が満たされた人間にしかできない**と思ってるの。だから、会話が成立しなかったり理屈が通じない人を相手にする人は、本来誰よりも満たされていなきゃいけないんだよ。

「好きなもの」で自分を満たそう

花に水をあげるとき、ジョウロの中にいっぱい水が入ってなきゃいけないように、人に優しくできないときは、心のジョウロが空っぽなんだよ。ジョウロを何で満たすかは人によって違うと思うけど、私は「好きなもの」を普段からたくさん詰め込んでおくようにしているよ！

たとえば「この勤務が終わったらデートだ！」っていうときは、うきうきで仕事にも気合が入ると思わない？　好きなアーティストの新曲が聞ける、冷蔵庫の中に好きなお菓子が入ってる、でもいい。とにかく**自分が満たされるために好きなもの、楽しみにしていることを積極的に増やすと、人に優しくできる余裕が生まれる**と思うよ。お金もない、体も疲れている、家に帰っても特に楽しみもないから帰って寝るだけだー、早く寝たい…そんな人は自分を消耗する一方で人に優しくできる余裕もないし、そもそも仕事へのモチベーションも続かないよね。

余裕は自分で作る！　そうやって作った余裕でようやく人に優しくできる。それは自分のケアを自分できる大人の証拠でもあるよね。

看護師は女優たれ?!

そうは言っても、次から次へと時間で業務が襲い掛かってくるこの仕事。冷蔵庫でお菓子が待ってるってわかっていても、イライラしちゃって優しくなれないときもあるよね。

どうしてもイライラしちゃう、優しくできないってときはまず一呼吸。「怒ってもしょうがない、事態を悪化させるだけ」という事実を再認識しよう。

私の場合、**そういうときは「第三者の目」を意識するよ。**「第三者」は同僚でも患者さんでもいいんだけど、私の場合は「ドキュメンタリー番組の撮影中」って想像してる（笑）。でも、これが不思議なことに、「私は今撮影されてる最中なんだ…！」って思いこむことで、なんかその場だけでもかっこつけられたり、優しくなれたりするんだよね。

昔、先輩に「看護師は女優たれ」って言われたことがあるんだけど、こういうことかなと。すべての場面で「女優たれ」とは思わないけど、**優しくなれないときくらいは女優になってもいいんじゃないかな。**ましてやドキュメンタリー番組の撮影中なら、いいところを見せたくなっちゃうじゃない？（笑）

自分を満たしてあげて、かっこつける場面も作ってあげる。そうして優しく対応ができたら、冷蔵庫のお菓子も美味しく食べられる気がするよ！

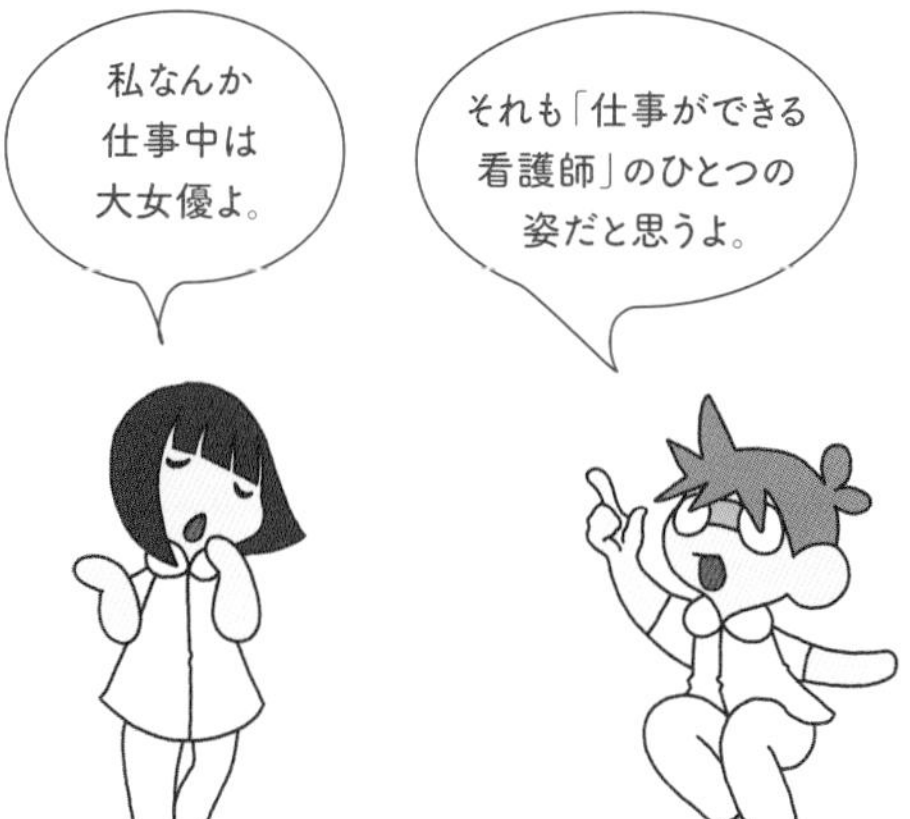
それも「仕事ができる看護師」のひとつの姿だと思うよ。
私なんか仕事中は大女優よ。

看取りがつらい、慣れない

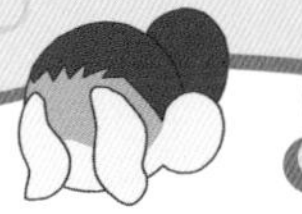
何度立ち合っても悲しい気持ちになってしまって…
全然慣れません・・・

看取りに慣れない優しいあなただからこそ、最期の瞬間に立ち合ってもらいたいと思ったのかも

つらいからこそプロとして割り切ることは必要

人の死を見続けるっていうのは、本当につらいこと。「慣れてはいけない」なんて言われるけど、正直なところ、毎回悲しみにひたっていたら到底続けられることではないよね…。だから、看護師さんてすごくドライな人が多いんだと思う。感情を移入しすぎると自分がつらくなっちゃうから、**自分を守るためにもある程度のところでプロとして割り切ることが必要になってくる**んだと思う。

この「割り切った感覚」に慣れることができない人ほど、つらい思いをして患者さんの死を背負い込んでしまうんだよね。「自分が足りなかったせいじゃないか…」「もっとこんなことができたかもしれないのに…」って。そうやって自分を追い詰めてしまって、看取りがつらすぎて看護から離れてしまう人がいるのも現実。

そんなあなただから、患者さんは看取ってほしいと思ったのかも

死っていうのは、生まれる瞬間と一緒で、人生で必ず一度はあるイベント。そんな一大イベントに立ち合わせてもらえるというのは、とても運命的なことだと考えるようにしているよ。**何十年も生きた最期の瞬間に立ち会う人間に選んでくれた**、と考えることで少しは自分の気持ちも楽になると思ってる。

でも**本当につらくて、自分がダメになってしまいそうなら、看取りの少ない領域への転職を考える**ことも視野に入れていこう。看取ってもらった人たちも、そんな優しいあなたが疲弊してしまったり、不調に陥ってしまうことは望んでいないと思うよ。

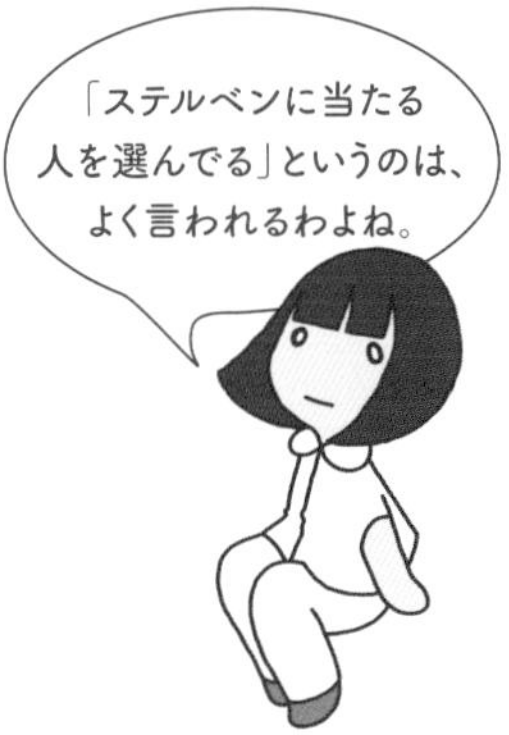
「ステルベンに当たる人を選んでる」というのは、よく言われるわよね。

看取りに慣れてしまった

最初は悲しかったはずなのに、最近は慣れてしまったのか
義務的に立ち合っている気がします。冷たい人間になってしまったのかな…

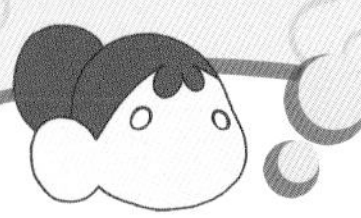

看取りで大切なのは あなたの心が揺さぶられること じゃなく、患者さんや家族に何ができるか

看取りにストレスを感じるのは当たり前

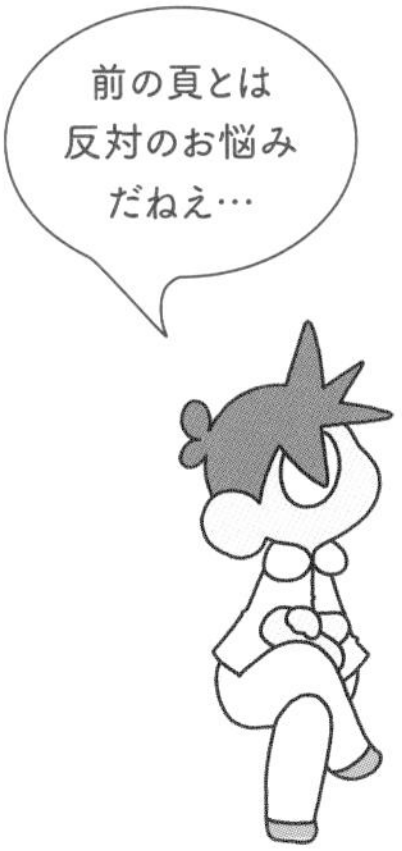

まず、「医療者だから看取りのときに特別なことができる」なんてことはないと思う。私たちは医療者の前にまず人間だから、**人が目の前で死んでいくという事実に衝撃を受けながらストレスを感じてしまうのは当然**。自分が満たされているとき（→40頁「認知症の患者さんに優しくできない」）なら心にも余裕を持って、人生に幕を下ろす瞬間のお手伝いができるかもしれないけど、やっぱり自分の心に余裕がないと、死という衝撃がストレスになってしまうときもあるよね。「悲しめない自分が嫌だ」「慣れてしまった自分が嫌だ」と思うこともあると思う。

プロとして 何をしてあげられるかを考える

でもそれは、あなたの心が感じたことだからまずは素直に受け止めて。ストレス負荷の高い出来事が続くと**専門職としての割り切りで乗り切ることや、慣れが生まれるのも当然だと思う**。それを受け止めたうえで、自分に何ができるかを考えられるようになるのが「プロ」だと思う。

看取りで大事なのは「あなたの心が揺さぶられること」じゃなく、**「患者さんや残された家族に何をしてあげられるか考えること」**じゃないかな。冷たいんじゃなくて、プロだから「受け止めて」「考えて」「ケアをしている」ととらえられるようになると、私たちの心も少しは楽になるよね。

患者さんにとっての「その人らしい生活」って？

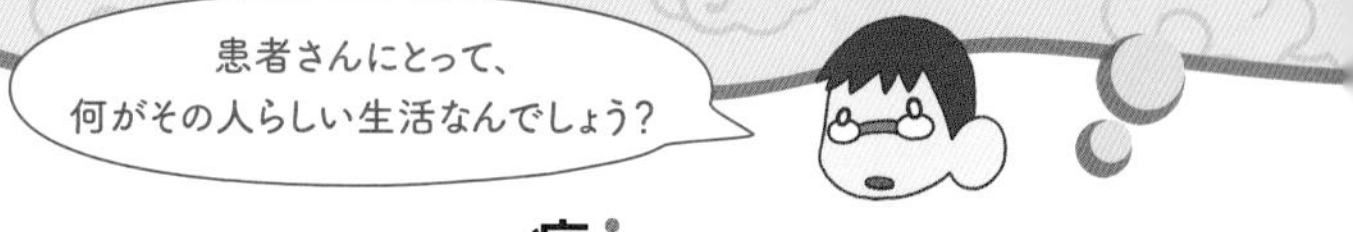
患者さんにとって、
何がその人らしい生活なんでしょう？

入院期間だけで「その人らしさ」を理解するのは難しい「何を大切にしているか」を知ることから始めよう！

病院は「その人らしさ」を否定している？

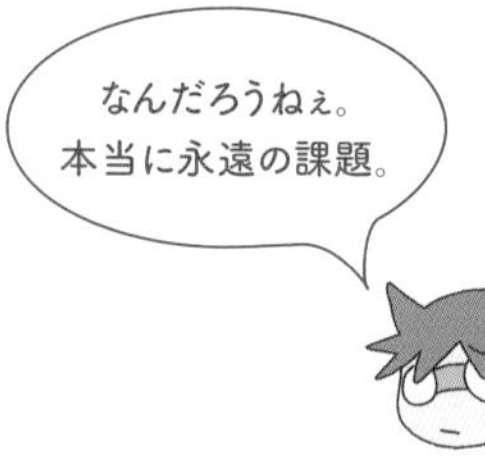
なんだろうねぇ。
本当に永遠の課題。

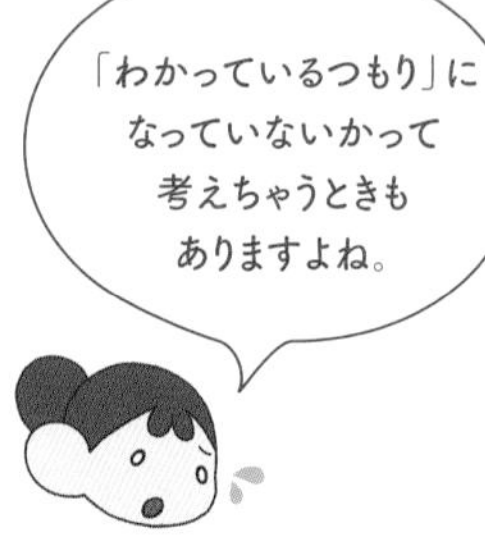
「わかっているつもり」に
なっていないかって
考えちゃうときも
ありますよね。

たとえばお酒やタバコ。医療では目の敵にされがちだけど、私個人としては嗜好品を楽しむことは、とても「その人らしいこと」だと思ってしまうんだよね。もちろん病院は治療を目的としているから、「治療の妨げとなるようなことは禁止」なのは大前提として。

私たち看護師は、院内の感覚に少し慣れすぎているのかな…と思うときもある。治療の名のもとに、「その人らしい生活」を否定してしまっているときもあるんじゃないかな…と、ときどき立ち止まってしまうこともあったりするんだよね。

「その人らしさ」本当に理解できてる？

在宅や施設は別として、病院勤めの看護師さんっていうのは、入院して治療中のわずかな期間しか、患者さんとの時間を共有していないんだよね。そのわずかな期間で「その人らしさ」を理解できているかっていうのも実は疑問。長い人生の中で、たった数日～数か月一緒にいただけで「その人らしさ」をどれほど理解できているか…。

だけど、私は**その人が好きなこと、習慣としていることは大切にしたい**と考えているよ。対応できるかどうかはともかく、「朝は一杯のコーヒーを飲みたい」とか、「犬と一緒に散歩する時間が一番大事なんだよね」とか。大切にしていることを理解するためには、やっぱりプロとして信頼を得て、関係性を築いていくことから始めたいなって思うよ。

患者さん・ご家族との関係 まとめ

看護師は天使なんかじゃない

看護師はあくまで職業のひとつ。

そして、私たちは看護師である前に人間。患者さんも、人間。

患者さんと接していると、どうしても「看護師対患者」という立場から関係性が始まってしまうけど、それがつらくてしょうがない場面にぶち当たったときには、まず「人間対人間」であることを思い出してほしいな。

もちろん、患者さんは人間として尊重されなければならないけど、**看護師だって人間として尊重されていなければ、職務をまっとうできないのは当然だ**と思うんだよね。


看護師は「白衣の天使」なんて言われてその姿を求められるけれど、本当に白衣の天使を求めているのは誰なんだろう。

ときどき、看護師さんたちが自分で自分に天使の姿を無理やり重ねすぎていないかと感じることがあるよ。

「天使だから高潔であるべき、天使だから我慢するべき」なんていう姿勢は患者さんから見たらそれは素晴らしいものかもしれないけど、同時に「看護師とはこうあるべきだ」と自らを縛ることにもなっていないかなーとも…。

いろんなことへの意識が変わりつつあるこの時代、私たちはそろそろ白衣の天使であることをやめてもいいんじゃないかな。

「私は天使ではなく人間です！でも、お望みならたまに天使でいてやってもいい！」くらいの気持ちで働くことができれば、看護師の離職率も減るんじゃないかなと勝手に想像しているよ。


天使じゃなく人間だからこそ、患者さんの不安な気持ちやつらくてしょうがない気持ちを察しながら寄り添うことができるようになるんじゃないかな。

…なんて、そろそろ天使の仮面も剥がれ落ちそうな私は考えているよ。

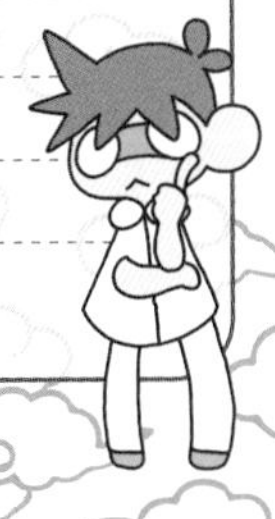

COLUMN

「性格の悪い人」との付き合いかたを考える

「性格が悪い」っていうのは、どの視点から見て「悪い」のかっていう根本的な話にはなっちゃうんだけどね。

私が過去に出会って「本当に性格悪いな」って思ったのは、「批判をしたいだけの人」、「嘘をつく人」。

AさんといるときはBさんの悪口言って、Bさんといるときは Aさんの悪口言って…。

ときには、AさんからBさんの悪口を引き出すために嘘をついたりしてね。

あー、この人とは関わりたくないなって思ったし、人の悪口を言うって「自分から人を引き離す作業」なんだなってあのとき実感したよ。

一緒に悪口を言ってる間は、自分が認められたような気になったり、思いを共有しているような気になったりするけど、端から見たらそれで共感しあってるのってすごく醜いし、何より「この人、悪口ばっかり言ってる」って思われるのは、自分自身の信頼も損なうよね。

だからそういう人には「近寄らない、全力で逃げる」が正解かな、と思っているよ。

私自身、あまり近寄りたくない人に対してはすごーく敬遠してしまうからね。

それが原因でおそらく裏では悪口も言われてるんだろうけど、悪口でしか自分を表現できない、とてもかわいそうな人たちだなって思ってるよ。

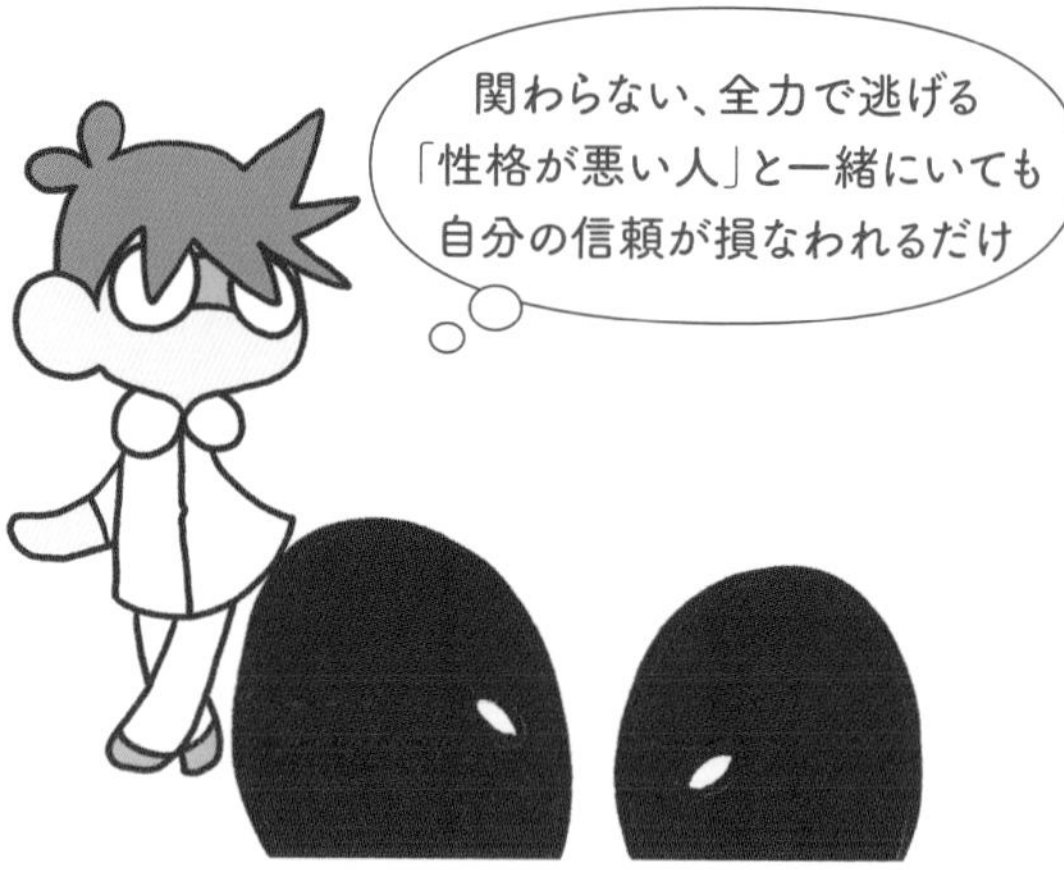
関わらない、全力で逃げる
「性格が悪い人」と一緒にいても
自分の信頼が損なわれるだけ

それが悪意であれ愛情であれ
他者に没頭するということは
自分の問題から
目を背けていることに
他ならないのだよ

Part 2

業務・働き方

業務

転職・異動

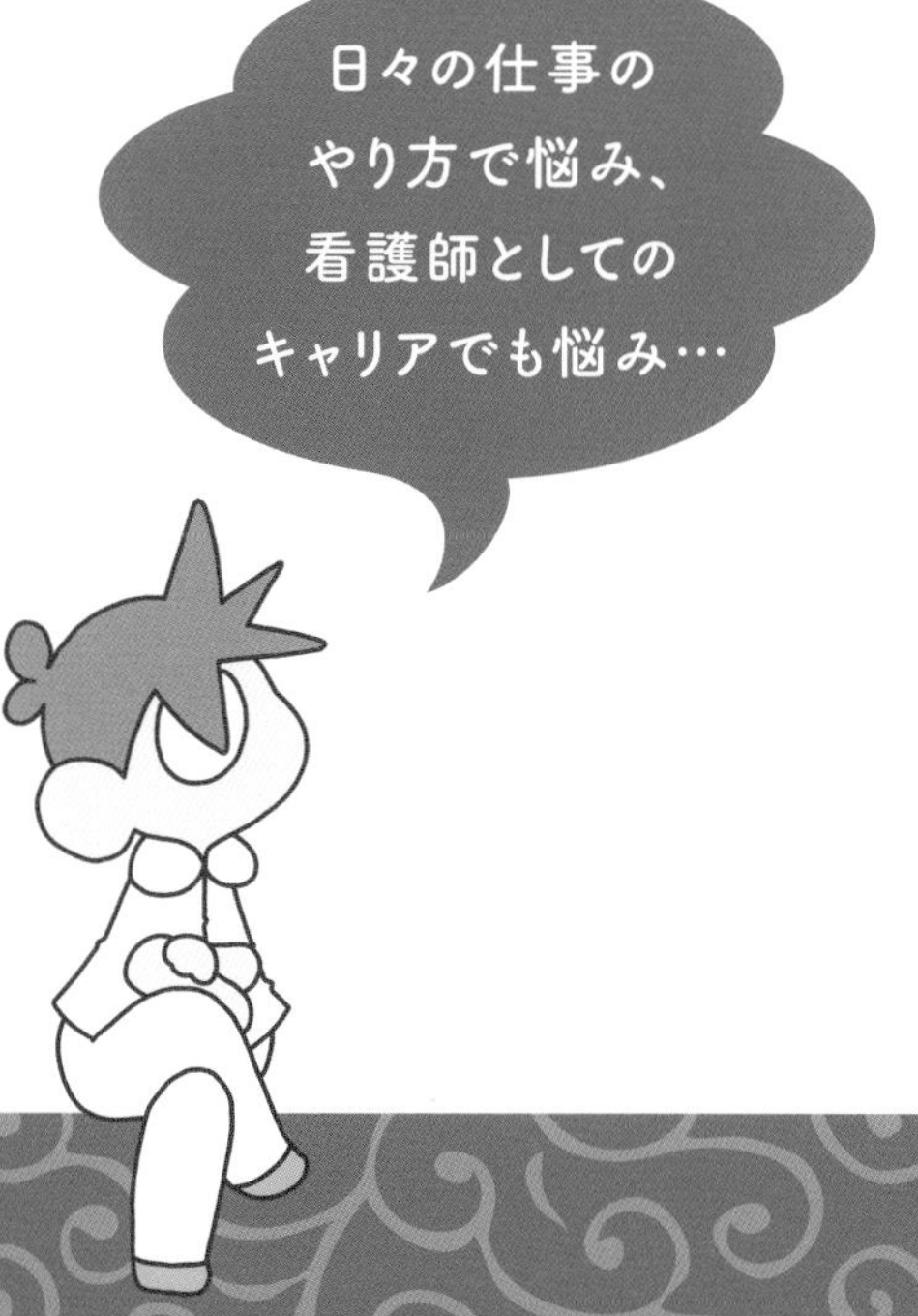
日々の仕事の
やり方で悩み、
看護師としての
キャリアでも悩み…

丁寧すぎて注意された

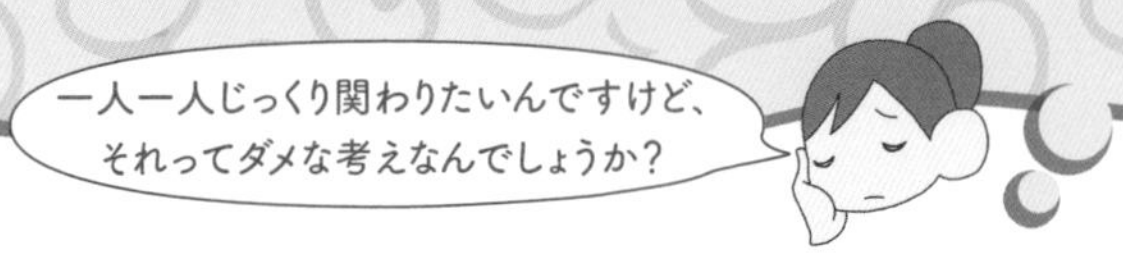
一人一人じっくり関わりたいんですけど、
それってダメな考えなんでしょうか？

**丁寧なケアができることは強みの一つ
でもケアを行うための
時間確保も大切なこと**

丁寧なケアはあなたの長所！

まず、**丁寧なケアができるということはあなたの強みのひとつ**だから、そこには本当に自信をもってほしいな。ただ、**ひとつひとつを丁寧に行うための時間確保は十分にできているかな？**

病棟業務はチームで行うものだから、十分な時間確保ができていない状態で、あなたが手を取られてしまうことは痛手になる、ということも理解しておいてほしいかも。

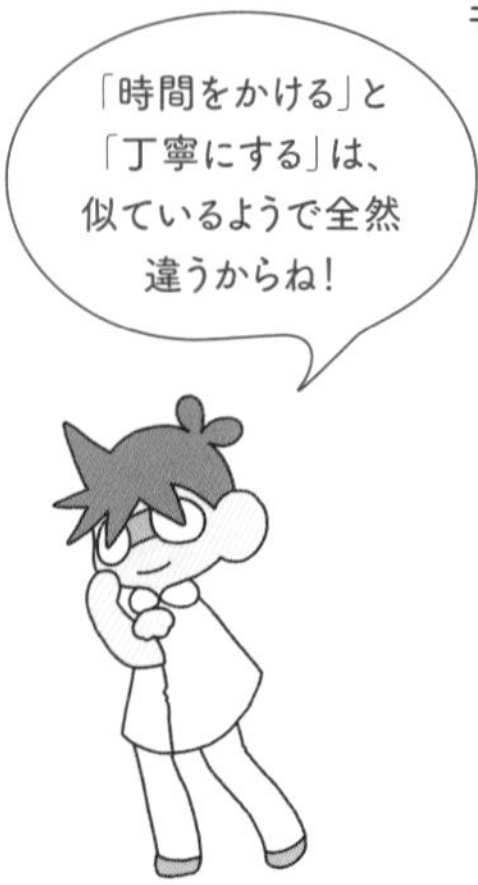
「時間をかける」と
「丁寧にする」は、
似ているようで全然
違うからね！

チームの一員としての視点も忘れずに

丁寧なケアは自分も患者さんも満足できるものだけど、そこに費やす時間を誰かがフォローしているということも、病棟の一員として忘れてはいけないこと。ケアに時間を使うために、早く終えられる業務は協力して終わらせるようにしよう、という視点を持つと、「チームで動く」ことも意識できるようになるかな（→61頁「もっと早く動けるようになりたい」）。

そういう**時間確保も、丁寧なケアを行ううえで必要な準備のひとつ**だと考えて動くようにすると、注意はされなくなるかもしれないよね。

くり返しになるけど、丁寧なケアができるということは本当に大切なこと！　時間と業務に追われて、丁寧なケアができていない看護師さんも正直いっぱいいるからね。それが「できる」というあなたの強みを生かすためにも、「チームで動く」視点を高めていってほしいな。

「周りを見る」とは?

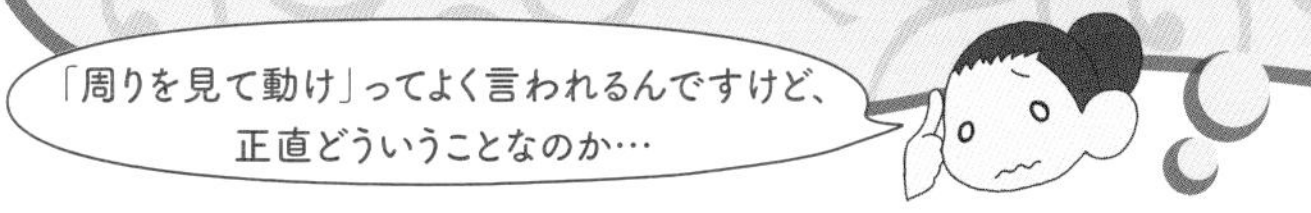
「周りを見て動け」ってよく言われるんですけど、正直どういうことなのか…

**人の動きに興味を持つこと
あなたが動けば
病棟全体がうまく回るきっかけに**

「周りを見る」=「人の動きを見る」

右の頁でも書いたけど、病棟はチームで動くもの。たとえば、エンジンは動いているけどタイヤが回らなければ車は走らないし、タイヤが動いていてもアクセルを踏む人がいなければ、やっぱり車は走らない。「チームで動く」っていうのは車が「動く」ことと同じこと。車の部品はそれぞれの機能以外のことをすることはできないけど、私たちは人間だから、他の人の機能を代わってあげることができるよね。そのためには、「他のメンバーがどんな機能を担っているか」ということに興味を持って観察することが必要。**そして、「周りを見る」ということは「人の動きを見る」ということ。**「○○さん、検査出し重なっているけど大丈夫かな?」「△△さん、ステーションに帰ってこないけど…どうしたんだろう?」と、人の動きに興味を持ってみよう。

周りを見て、チームの歯車をうまく回せるようになろう

自分がやるべきこと、やりたいことをやって「はい終わり!」って訳にはいかないのがチーム。チームの全体の歯車をうまく回すためには、**人の動きを見て、自分が空いていれば手が必要そうなところに手を貸したり、自分が無理ならいけそうな人を探したりする**ことが必要だよね。

だから、まずあなた自身が「他の人が何をやっているか」に興味を持って、周りを見られるようになると、病棟全体の歯車がうまく回りだすきっかけになるかもしれないよ。

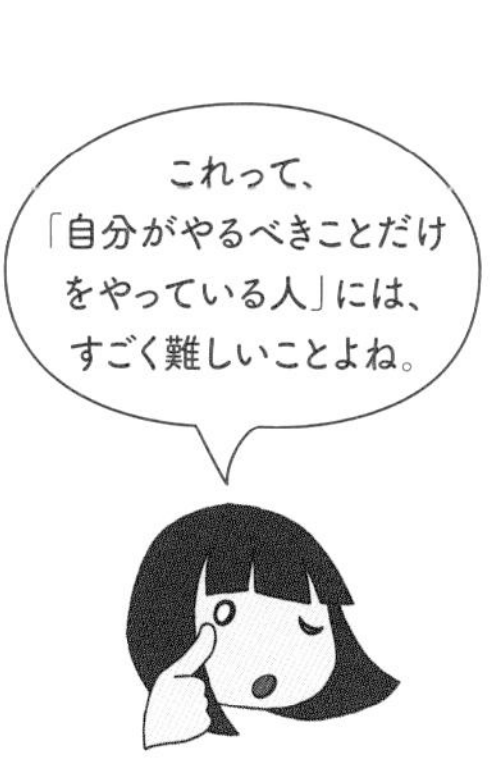
これって、「自分がやるべきことだけをやっている人」には、すごく難しいことよね。

「自分で学ぶ」とは？

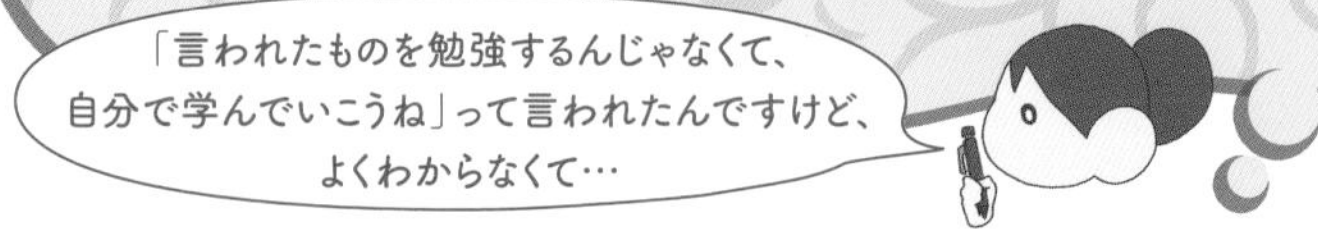
「言われたものを勉強するんじゃなくて、
自分で学んでいこうね」って言われたんですけど、
よくわからなくて…

学ぶためには「わからない」が必要 「わからない」に気づけることが 学ぶための第一歩

わからないことを掘り下げて理解する

指導の場面でもよく言われるよね。私は「わからないことを掘り下げて理解する」ことだと考えているけど、この「わからない」に気づけないと、「自分で学ぶ」って超難しい！　たとえば、点滴を持続で1日3本やっている患者さんがいるとするね。病棟ではよく見る状況だけど、このときに「どうして持続じゃないといけないんだろう？　それに維持液がそれぞれ違うけど意味はあるのかな？」と、普段**あまり気にしないような「なぜ」に気づくことが「自分で学ぶ」ことのひとつ**だと思うよ。

「なぜ」に気づけるようになろう

治療やケアとして当たり前になっていることに、興味を持って、「なぜ」に自分で気づく。気づいた「なぜ」を、掘り下げて理解していく。最初は難しいかもしれないけど、業務に慣れていくと「わからないことに気づく」ことが段々できるようになると思う。「なぜ」のアンテナを張って気づきを増やしていくと、学べることって実はすごく多いことにも気づけるようになるよ。だから、まずはたくさんの「なぜ」に気づけるようになってほしいな。

知っているつもりのなかにも学びのチャンスが

学生時代や新人時代を思い出すと、何もかもがわからない状態だったよね。だけど、今はいろんなことを「知っているつもり」だから、いろいろ気づける。でも、「知ってるつもり」のことのなかにも、実は知らないことってたくさんあるんじゃないかな。「知っているつもりで知らない」「知らないことに気づけていない」状態って、本当にもったいないと思うんだよね。「知っているつもりだった」ことが実はところどころ疑問で終わっていたりしたら、それは勉強できるチャンス！　「必要を感じて勉強する」ことへの入り口だと思うよ。

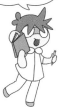

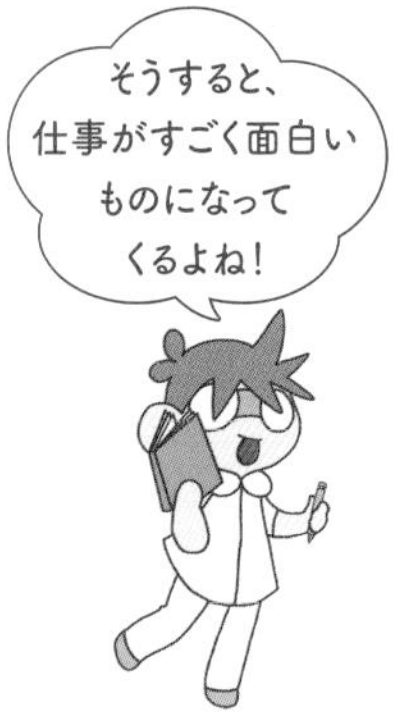
そうすると、
仕事がすごく面白い
ものになって
くるよね！

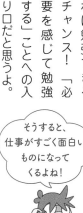

「看護」ができていない？

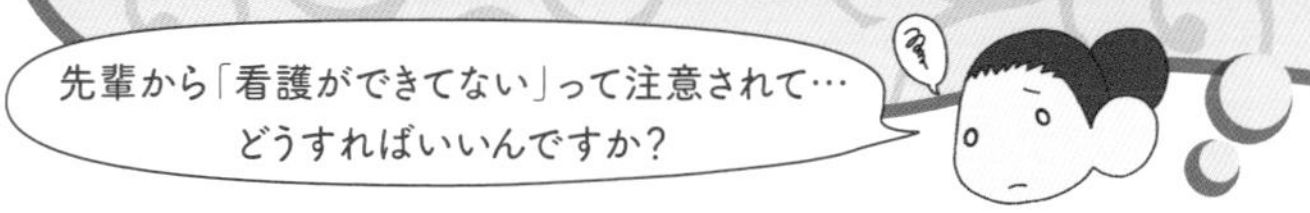
先輩から「看護ができてない」って注意されて…
どうすればいいんですか？

**そもそも看護ってなんだろう？
看護の形って
人によってさまざまだと思うよ！**

看護の形は看護師さんの数だけあっていい

「業務はできてるけど、看護ができてないよね」よく聞く言葉だけど、そもそも「看護」ってなんだろう？ これを言う看護師さんにとっての「看護」って単純に保清などのケアや、ADLの援助になっている気がしちゃう。もちろん、定義された「看護の概念」はあるけれど、そもそも**「看護」の意味するところが広すぎる**んだよね！

空いた時間に手浴・足浴をするのも看護。雑談から好きなことや興味があることを聞き出すのも看護。夜まで点滴が繋がっているのが嫌だから、なんとか日中に終わらないか医師にかけあってみるのも看護。

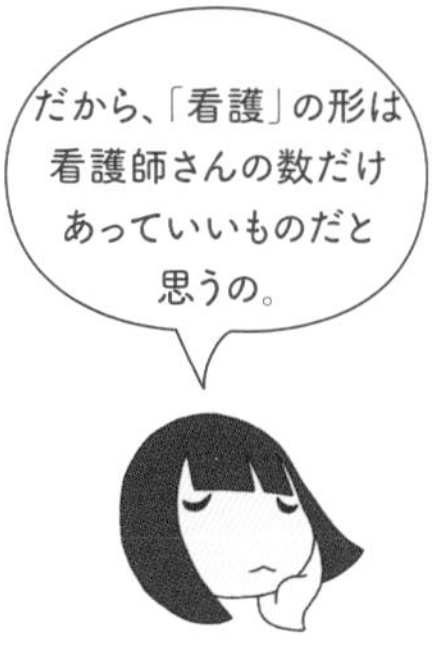
だから、「看護」の形は
看護師さんの数だけ
あっていいものだと
思うの。

自分にとっての「看護」を考えよう

その人にとっての「看護」がどんなものかがわからないのに「看護ができてない」って言うのって、まぁ失礼な話だと思う。「私にとって看護ってこういうものだけど、あなたはそれができていないよね」ならなんとか理解はできるけど、それだって「自分が思う看護」の押し付けだよね。

そもそも、私は仕事のなかで「看護」と「業務」を明確に分ける必要はないと考えているよ。「業務なら適当に終わらせていいのか」「看護じゃなきゃ考えてやらなくてもいいのか」って思っちゃうんだよね。だから、この言葉は「後輩を責めるときのテンプレート」くらいの気持ちで受け取ってもいいと思うよ！ そんな言葉に振り回される時間があったら「自分にとっての看護とは何か」って考える時間に使ってほしいかも！

だから「看護ができていないよね」って言われたら、「**看護ってなんなんでしょう？**」って聞いてみるのもひとつの手かもしれないね。

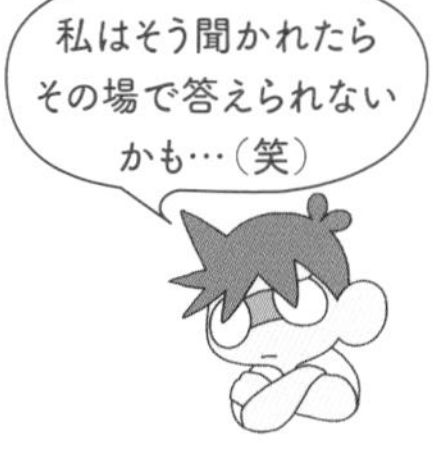
私はそう聞かれたら
その場で答えられない
かも…（笑）

リーダー業務のコツ

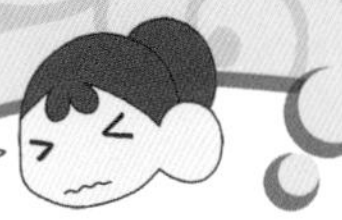
リーダーを任されるようになったんですが、うまくできている気がしません。コツはありますか？

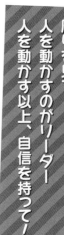

周りを見て人を動かすのがリーダー　人を動かす以上、自信を持って！

よいリーダーとは

私が考えるリーダーの仕事とは「人の動きをコントロールすること」。そこには業務があって、ベッドコントロールがあって、そして患者さんの思いやメンバーの思いがある。そういうものを取りまとめて、**よい意味で人を駒として活用することで、病棟全体をうまく回せるのがよいリーダー**だと思うよ。

「周りを見る力」が大切！

「リーダーによって病棟が変わる」っていうのはよく言われるよね。自分がある程度の業務を引き受けることで回す人もいれば、指示を出してメンバーに任せることで回す人もいる。

人によって動かし方は違うけど、**大事になってくるのは「人の動きを見ること」**。「『周りを見る』とは？」（49頁）でも説明した「周りを見る力」がリーダーになったときにも生きてくると考えているよ。手が足りないところに空いている戦力を補充したり、病棟全体が円滑に回るようにメンバーの能力や年数の組み合わせを考えたり。興味を持って人を見て、動かすことで、リーダーという役割が果たせるんじゃないかな。

でも、一つだけ覚えておいてほしいんだけど、人の観察はしても、顔色を伺うようなことはしないようにしてね！

その日だけでも、人をコントロールする「リーダー」なんだから！

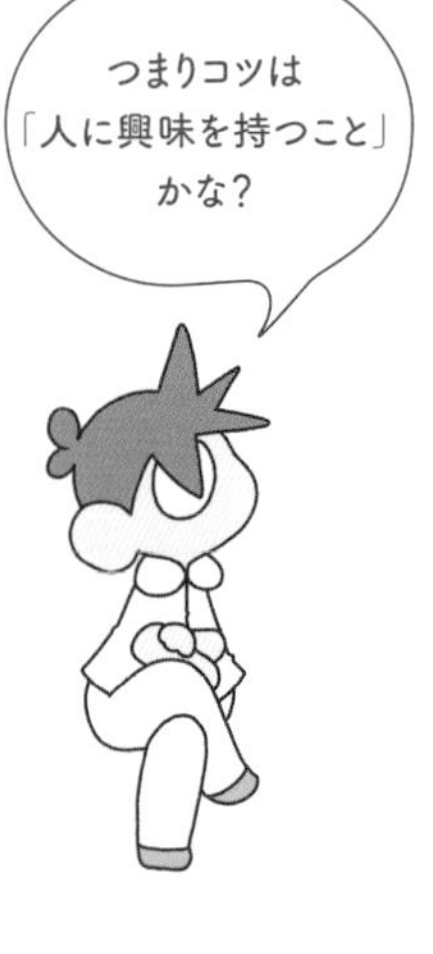
つまりコツは「人に興味を持つこと」かな？

事務作業が面倒

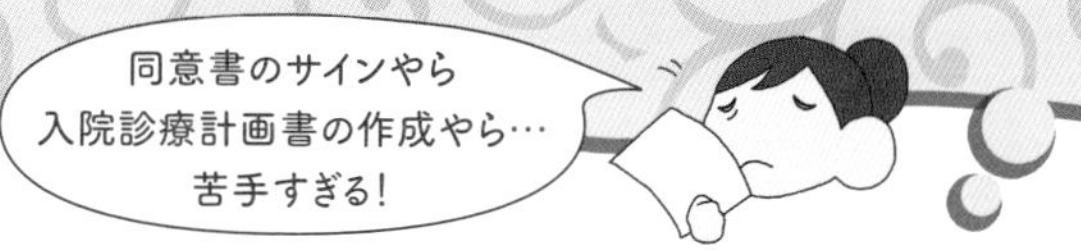
同意書のサインやら
入院診療計画書の作成やら…
苦手すぎる!

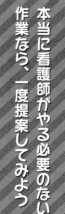

本当に看護師がやる必要のない作業なら、一度提案してみよう

なんだか事務作業ばっかり…

看護師って事務作業も本当に多いよね。パソコンで入力した書類に医師のサインをもらうためにかけずりまわったり、印刷した同意書がなくなって青ざめたり…。

病院や施設によるとは思うけど、サインをしてもらった同意書なんかの書類は、患者さん・ご家族と病院側の双方で持っていなきゃいけなかったりして、どうしても看護師が扱う紙の書類が多くなってしまうっていうことはあるよね。それに、本来なら看護師がやらなくてもいい書類だけど、患者さんの理解度や意識レベルは、看護師が一番把握しているから、結局は看護師が対応した方が早い…なんていうこともあるしね。

まずは、一度提案してみよう

ただ、なかには本当に看護師がやらなくてもいい事務作業もあると思う。作業が煩雑で、本当に看護師じゃなくてもいいものなら、一度提案してみよう。当たり前のように「看護師がやるもの」と考えている人たちにとっては、「これ事務のスタッフさんでも大丈夫じゃん」と、意外と気づけなかったりするものだよ。

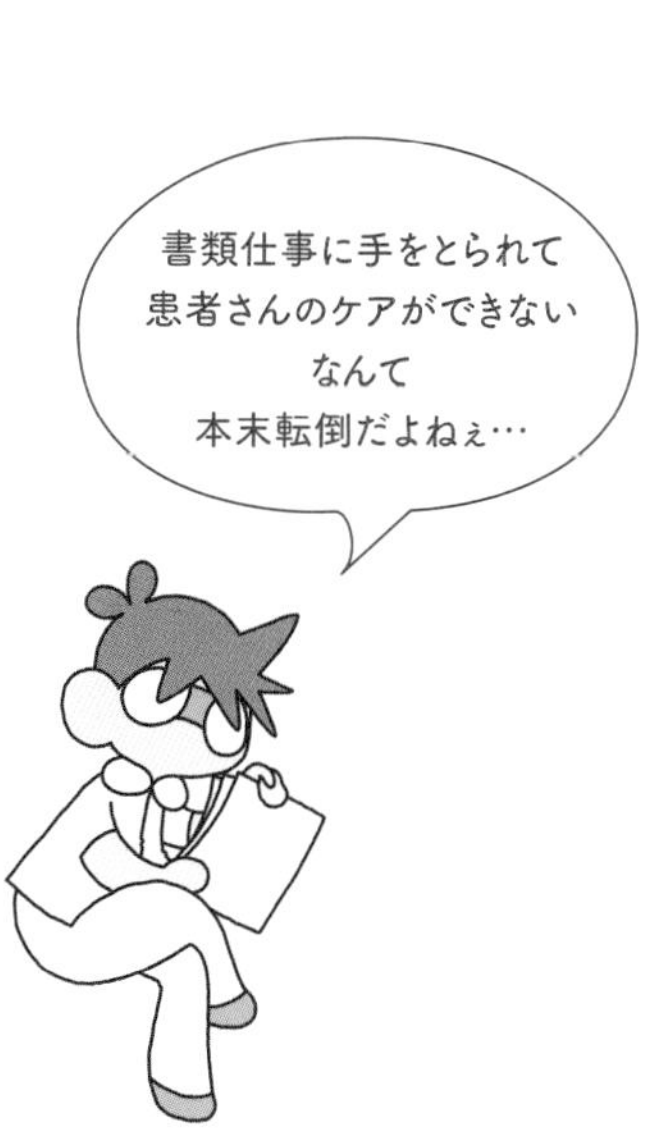
書類仕事に手をとられて
患者さんのケアができない
なんて
本末転倒だよねぇ…

医師への報告が苦手

報告しようとすると、
パニックになっちゃうんですー!

報告を受ける側の気持ちになって、伝える情報を整理してみよう！報告する前に一度シミュレーション！

先生への報告は緊張するよね(笑)。私も昔は、パニックになったまま電話してしまって「何が言いたいのかわからない」って叱られた記憶が鮮明に残ってるよー。でも、なかにはそれが怖くて、報告が遅くなってしまう子もいるんだよね…。

SBARで内容をまとめよう

報告のためのコミュニケーションの方法として、SBAR《エスバー》というものがあるよ。

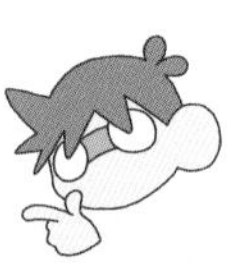

S：Situation
（状況、状態）
B：Background
（背景、経過）
A：Assessment
（評価）
R：Recommendation
（依頼、要請）

この順に追って報告をすれば、医師に「何があったか、何をしてほしいか」を簡潔に伝えることができるはず。報告が下手な人っていうのは、このなかのA（評価）やR（依頼、要請）が抜け落ちていることが多いんだよね。

それに、「～ですが…」って言っていることも多い気がする！ たとえば、「〇〇で入院されている××さんですが、腰が痛くて我慢できないっておしゃっているんですが…」なんて報告の仕方、心当たりない？ 聞く側からすると「…だから？何をしてほしいの？」って思っちゃうのよ。「～ですが…」っていう言い方は、相手に「察しろ」っていう雰囲気を感じさせてしまうと思うんだよね。

だけど、SBARの流れに沿って左の頁の例のように伝えれば、どうしてほしいかがすぐわかるよね。

「～ですが…」を使わないこと、「自分がしてほしいこと」を伝えることを念頭に、シミュレーションすることから始めてみよう！

あと、指示はいらないけど、報告だけはしたいってときも結構多いよね。そんなときには、最初に「すみません、報告になります。」とつけると、報告を受ける方も「聞くだけでいいのかな」って判断ができるよ。

聞く側の気持ちになって、ＳＢＡＲに沿った伝え方でシミュレーションをしてから報告をするようにすれば、パニックにならずに報告ができるようになるかも。

伝え方の例

S：〇〇で入院されている××さんです。強い腰痛の訴えがあります。

B：元々腰痛が強く、湿布で対応していました。

A：いまは我慢ができずNRS9〜10くらいの痛みのようです。

R：疼痛対応の異常時オーダーがないので、何かオーダーを出していただけませんか？

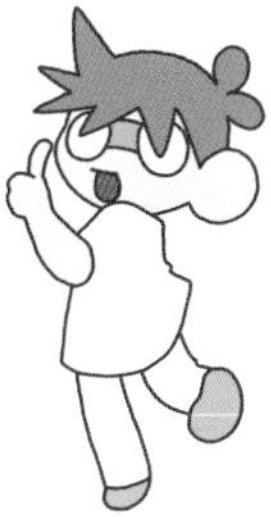

「普通わかるでしょ」って期待してはダメ

情報の共有って仕事だけじゃなく、日常生活でもよくあることだよね。

たとえば、「今日はカレーにしようと思うんだけど、にんじんとじゃがいもくらいしかないんだよね」って連絡が来たら、察しの良い人なら「じゃあ、カレー粉と玉ねぎを買っていけばいい？」となるかもしれない。

でも、普段あまり料理をする習慣のない人だと「え、どうすればいいの？」って思っちゃうかもしれないし、予想もしてなかったものを買ってきてしまうかもしれない。

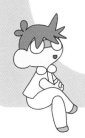

「普通わかるでしょ」って期待せず、「今日はカレーにするから、カレー粉と玉ねぎ買ってきて」と伝えることで、無用なトラブルを避けられるかもしれないね。

…ちなみに私は、カレーには鯖缶とトマトを入れたい派かな（笑）。

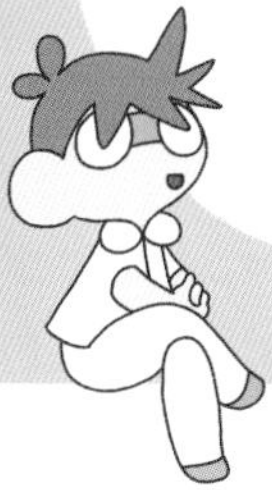

委員会で決まったことを周知するには？

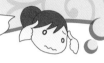

伝えたつもりでもみんな意外と聞いてなかったり…
周知するって難しい～

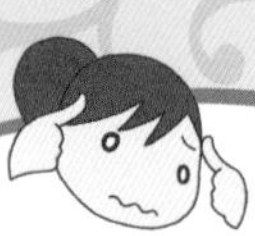

書面に残して、お知らせもする 大勢の目に留まる工夫を！

「伝えた」という証拠を残そう

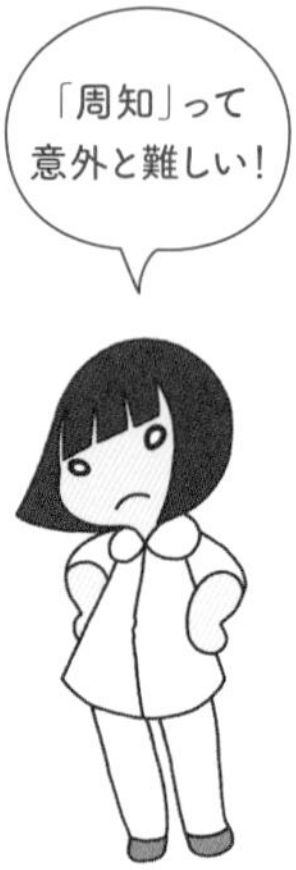
「周知」って意外と難しい！

自分は伝えたつもりだったのに、「聞いてません」って言われちゃうこと、よくあるよね。一番の方法は、証拠として書面に残すこと。紙でもメールでもいいんだけど、「聞いてません」って言われたときに「〇月〇日の日付でお知らせしてありますよ」と答えることができるからね。

ナスさんはこうしてます

私は、委員会で決定して病棟に周知しなきゃいけないことがあったときにはこうしているよ。

- 書面を作る
- 休憩室に期間を決めて貼っておく
- 院内メールがあれば、そっちにも送っておく
- 病棟の申し送りのときにお知らせする

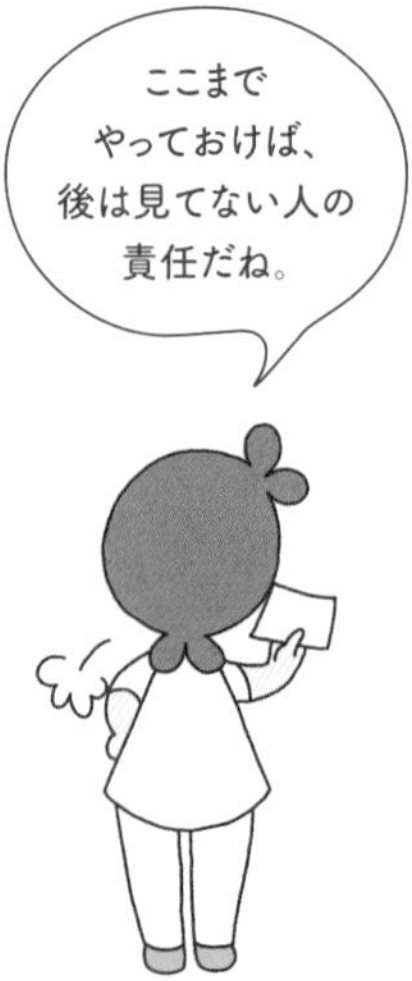
ここまでやっておけば、後は見てない人の責任だね。

忙しすぎてつらい

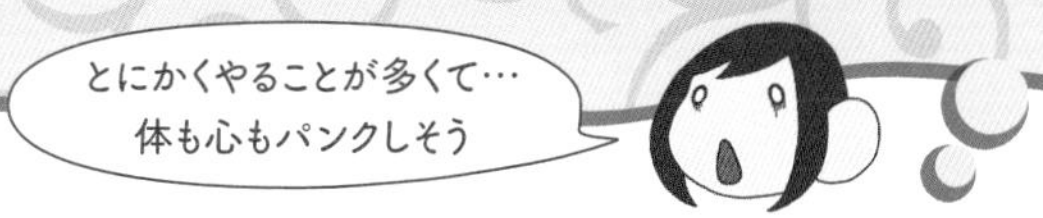
とにかくやることが多くて…
体も心もパンクしそう

**他の人に上手に頼れるようになろう
休日は寝て過ごすだけじゃなく
自分を満足させるために使ってね**

一人で手が回らないときは 他の人に助けを求めよう

看護に限らず、介護とかもそうだと思うんだけど、一度にたくさんの業務を同時に並行して進めなきゃいけないのがとてもつらいところ。たとえば「自分に十人以上の受け持ちがついていて、センサーマットが鳴って、緊急入院を振られて、抗菌薬の内容が変わるオーダーが出て、自分はこれからX線検査に搬送するため車椅子へ患者さんを移乗中…」なんていう状況。

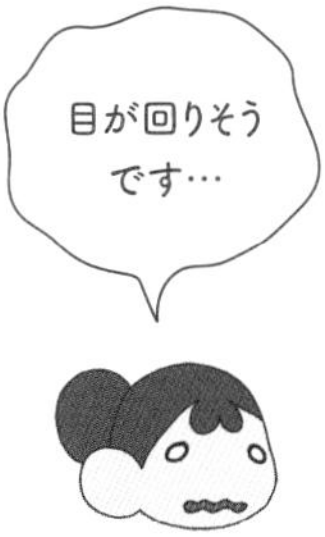
目が回りそう
です…

もちろん、人間である以上はこれを一人で全部同時にこなすのは不可能。だから、とにかく**人に頼る、上手に仕事を振るスキル**っていうのが必要になってくると思う。

休みの日は有意義に過ごそう

そして、休みの日はきちんと休むこと！　しっかり体を休めることももちろん必要だけど、人間っていうのは寝過ごすだけだとネガティブ思考になってつらくなってしまうこともあるんだよね。だから、休みの日は「体を休める＋自分を満足させてあげる」（→40頁「認知症の患者さんに優しくできない」）ことを意識しよう。休日を有意義に過ごすことは、業務を充実させるためにも必要なことなんだよね。もちろん、「休みがとれない」なんてことは言語道断だから、労働基準監督署に駆け込むか、そんな病院はさっさと辞めるべきだけどね…。

業務中のインシデント

起こしてしまったことは自分が悪いと思うけど、
それを書くのが嫌…

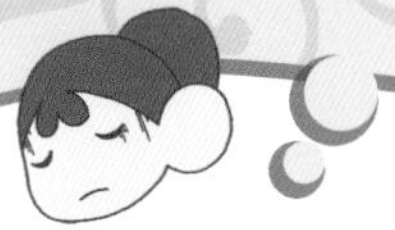

同じことをくり返さないためにもインシデントレポートを活用しよう！

そもそもインシデントって？

インシデントとアクシデントはざっくり言うと、こんな感じで使い分けられているよ。

インシデント
間違いがあったが患者さんには影響を及ぼさなかった

アクシデント
間違ったことが実施された結果、患者さんに何らかの影響があった

たとえば、「本来Aさんに与薬するべき内服薬を、誤ってBさんに与薬してしまった。しかし、その後バイタルサインや意識レベルなどには特に大きな影響は見られなかった」という場合がインシデント。その前の時点の「Aさんの内服薬がBさんの与薬カートにセットされていた」という、「事故に繋がりかねない事象を発見した」場合もインシデントとして扱われるよ。

インシデントは「気づきの積み重ね」

結論から言うと、**「インシデントレポートは積極的に書くべきもの」**なんだよ。

そもそも、気づかなければ問題も表出しないよね。だから、さっきの例でも、「Aさんの内服薬をBさんに投与していた」ということに気づかなければ、インシデントにすらならない。「1件の重大事故の背後には29件の同様の軽微な事故、さらに300件の異常が存在する」という言葉があるけど、**「インシデントに気づけた」だけでもOK**と私は思っているよ。

インシデントレポートは客観的に書くもの

インシデントを出してしまうとすごくすごく落ち込んでしまうけど、出そうと思って出す人はいないんだよね。

私が人生で一番書いているインシデントレポートは

「高齢者の転倒」だと思うんだけど（笑）。認知症のある患者さんの転倒を100%防ぐっていうのは、本当に不可能な話。私の体験で忘れられないのは、車椅子にサポートキーパーで抑制して座っていた患者さんが、突然車椅子ごと飛びあがった後に転倒した例。これは厳密にいえばアクシデントだけど、そんなことになるなんて全然想定してなかったから、当時は「私がもっとちゃんと見ていれば…車椅子の上から片手ででも抑えていれば…」なんてすごく落ち込んだなぁ。

こういうときに、よく「転ばせた」なんて言い方をする人もいるけど、「わざと突き飛ばして転倒させた」以外でそんな言葉使うのはよくないと思うよ。

あと、インシデントレポートを犯人捜しの道具や反省文のように考えている人がいるけど、インシデントレポートっていうのは、起きてしまった事実を分析したり、その原因を明らかにすることで、再発防止に活かすために書くものなんだよ。だから、起こった事実だけを正確に書くことが大切なの。そう考えると、主観の入る余地って実は1ミリもないんだよね。

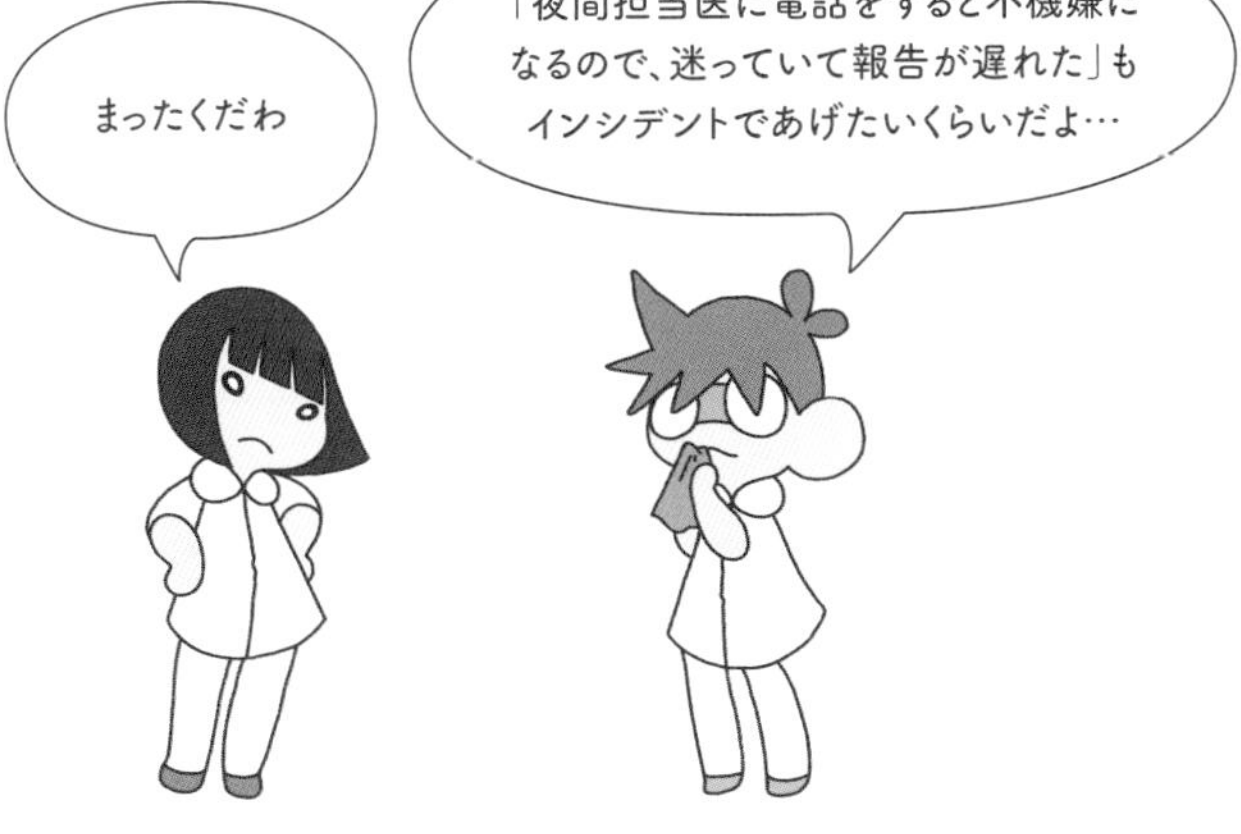
「夜間担当医に電話をすると不機嫌になるので、迷っていて報告が遅れた」もインシデントであげたいくらいだよ…
まったくだわ

上司（師長）が無理難題を押し付けてくる

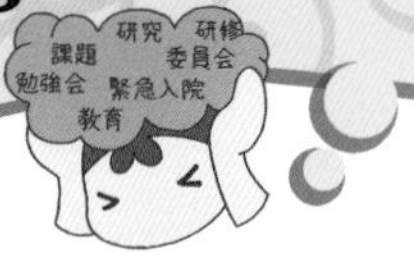
なんでもかんでも私にばっかり押し付けてきて…もう限界！
課題
研究
研修
委員会
勉強会
緊急入院
教育

無理難題を押し付けられるのは頼みやすい人だと思われているから キャパオーバーなら客観的な事実を伝えて断ろう

キャパオーバーならきっぱり断る勇気を

「今年看護研究やってね。あ、委員会にも入ってもらうから。それと、来年は教育担当よろしくね」…なんて、「できますよ、私が3人くらいいれば」っていう無理難題。

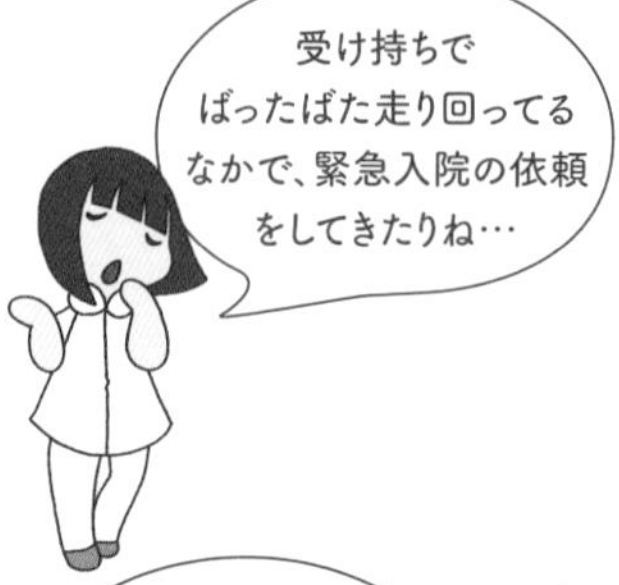
受け持ちで
ばったばた走り回ってる
なかで、緊急入院の依頼
をしてきたりね…

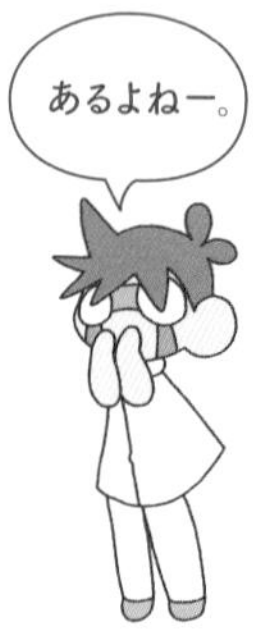
あるよねー。

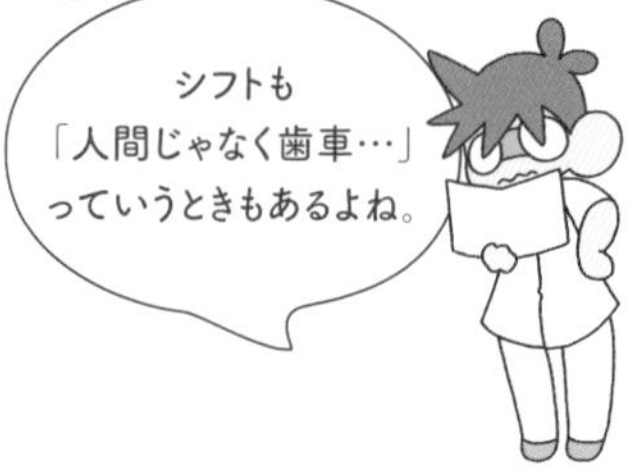
シフトも
「人間じゃなく歯車…」
っていうときもあるよね。

私たちは労働者なので、働いて賃金を受け取ることで、雇用主との契約が成り立ってる。だから、賃金以上の労働っていうのは、本来する必要はないんだよね。それでも、人間だから情けで「それくらいならやってやるか…」って思うこと自体は、自分のキャパシティ内なら問題ないと思うし、あまりに「お給料以上の仕事はしません！」って言ってしまうのも面白みがないよね。

でも、どう考えてもキャパオーバーな無理難題を押し付けてくるときは「あなたが頼みやすい人」だと認識されていることが大きいと思う。だからこそ、**キャパオーバーなときはきっぱり断る勇気を持とう。**

客観的に伝えて上手に断ろう

断るときは「私だって大変なんです〜！」って言い方をしてまうと、「そうだよねー、大変だと思うけど頑張って！」と十分な理解が得られないことが多い。だから、冷静に「私は今、○○と△△と××の業務をしています。ですから、今は追加の業務を引き受けることは難しいです」と**客観的な視点で伝えよう。**

業務

もっと早く動けるようになりたい

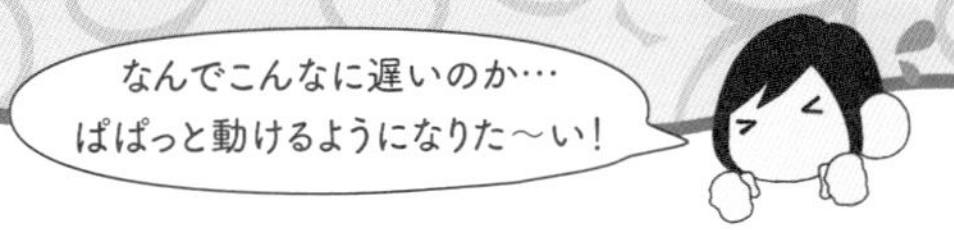
なんでこんなに遅いのか…
ぱぱっと動けるようになりた～い！

まずは情報収集用紙の見直しから！スケジューリングがうまくいけば、業務も早く終わるようになるかも！

早さもひとつの正義である

「早く業務を済ませることが全てではない」という人もいるけど、私は「早さはひとつの正義である」と考えているよ。業務を手早く済ませることで、自分の空き時間を確保して、その時間で緊急事態に備えたり、他のケアに充てることができるのは強み。

私が早く動けるようになるために重要だと考えているのが**「情報収集の方法」**。勤務入り前に情報収集をしている看護師さんが多いと思うけど、情報収集用紙を活用できていない人が多いのが、実はちょっと気になっているよ。

情報収集は一日のスケジュールを決める大切な作業

情報収集の方法によって、早く動くことができるようにもなるし、逆に予定が詰まって焦ることにもなると考えているよ。

たとえば、私は情報収集用紙にカルテを見ればわかること（既往歴や内服・点滴の内容など）は書き込まないようにしてるよ。書くのは、現病歴やオペ歴、食事内容、その日の勤務帯で行うケアや検査、内服や点滴があるか否か…それくらいかな。その代わり点滴の更新時間を書いて、終わったら赤ペンで消していくよ。さらに緊急で行う業務が増えたら、それも追加で書き足して…と、やっていくと、終わる頃には情報収集用紙が真っ赤（笑）。

せっかく早い時間に出勤して書いているのに、終わりまできれいなままだったら使ってる意味がないと思うんだ。時間短縮のための情報収集用紙なんだから、有効活用してスケジュールをうまく組み立てられるようになろう。**スケジューリングがうまくできるようになれば、時間を意識して動けるようになって、自然と業務が早く終わるようになる**と思うよ！

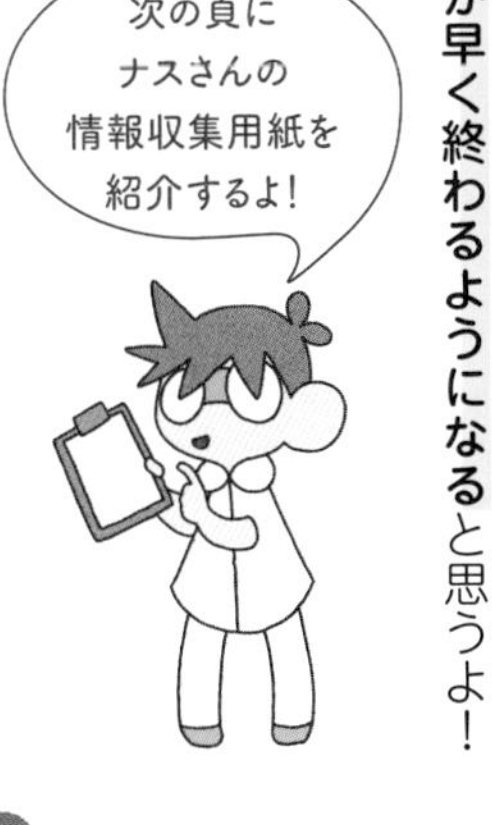
次の頁に
ナスさんの
情報収集用紙を
紹介するよ！

ここで紹介したのはあくまでも「ナスさんのやり方」。
情報収集にはいろんな方法があるから、施設や病棟のルールなどをもとに、
自分なりのベストな方法を編み出していけるといいよね！

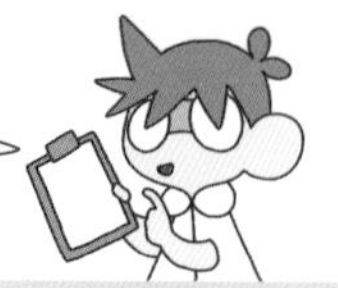

夜勤バージョン

名前	食事				
○山	水	ASP		19：抗 ❶	0～8　8～16 ❶
DNAR	ST	オムツ			Mit
	❷				
△原	全	10/4　結腸切除	血	✓ Lock	
皮下D	↓常	Free		19：抗　Lock	
未				【Mit】	
□林	水。	UTI		20～24	0～5　5～10
Ba		P-WC　センサ		19：抗	Mit
DNAR				Mit	
☆島	×	CSDH　O_2：3L	ス☑		0～24　20/h
DNAR		L：シャント	ス□		
		オムツ			
▽村	経	ASP	ス☑	メイ：✓　②	
EF-T		オムツ　ミトン	ス□	Mit　Lock	
DNAR				VDS	
◎藤	常	L･気胸	X-P	【Mit】	D　抜
未		HAMA：-15cm圧			
		見守り			
■木	×	10/11　R-Y	帰室：18:00 ❸	21：抗①	0～5　5～10
皮下 EF-T			❹ ニカルジピン 3mL/h 3:00頃更新	20～24	6：モニタOFF
Epi　Ba			BP：110↓160↑:1mL/hずつ		
			P時アセリオ ❺		

※VDS：眠前薬

⑮ 経管栄養
栄養剤の名前より、何本あるか、内服があるか、どこまで終わったかが把握できればOK

⑯ 勤務帯で行う検査
検査は患者さんの移動や食事管理を伴うものが多いから、なんの検査か書いておくとスケジュール管理に繋がるよ！

⑰ 血液検査の有無
必要なら検査結果を確認しよう

⑱ 血糖測定の有無
スケール対応ならス、定期投与があれば定と書いておけばインシュリンの用意もできるよ。終わったら□にチェックしよう

⑲ 患者・家族説明の有無
時間と担当医の内線番号を書いておくと便利

❶ 勤務帯について
ナスさんは準夜帯にやることは青、深夜帯は赤で書いてるよ

❷ 食事に関する情報
STさん待ちや検査、処置などで食待ちがある場合や、食形態の変更がある場合には書いておこう

❸ オペからの帰室時間など
帰室時間がわかれば点滴の更新時間や術後に必要な処置の時間も把握できるよ

❹ 点滴に関する情報
時間で更新しない持続点滴は、残量を確認して更新時間を記載しておこう
慌てずに事前準備ができるようになるからスケジュール管理に繋がるよ

❺ 異常時のオーダー
使いそうなものは事前に書いておくと慌てないし、いつ使ったか把握もしやすい

ポイント

- その人がどんな状態か一目で把握できるようにする
- 情報収集用紙をもとに、自分が動けるような内容を書き込む
  →動くのに必要なこと以外は記載する必要なし！（既往歴や薬剤名はカルテを見ればOK）
- 自分が理解できればいいんだから、自分流の略語や記号もどんどん使おう！
- 終わったことには赤ペンでチェックをしていくと、どこまで終わっているかがわかりやすいよ

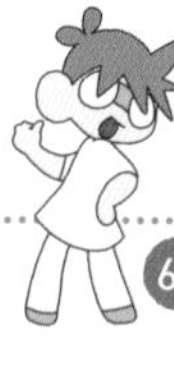

情報収集用紙の書き方

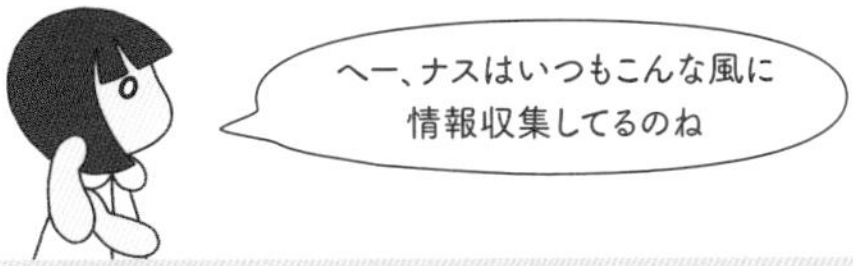
へー、ナスはいつもこんな風に
情報収集してるのね

日勤バージョン

名前	食事	❹			
○山	×	ASP❶	血⓱ ❾ BB	16～24 ⓫	DIV ❿
❸DNAR		オムツ ❺		9：抗	ルート
△原	全	10/4 結腸切除 ❷	BB	①、② Lock ⓫	
❼皮下D		Free		9：抗 ①	
未					
□林	水●	UTI	腹CT·造 ⓰ 陰	10～15 15～20	
Ba		P-WC センサ ❻		9：抗	
DNAR				Mit	
☆島	×	CSDH O_2：3L ⓮	血 陰	12～24	11：IC；6960⓳
DNAR		L：シャント ❽	ス□ ⓲		
		オムツ	ニカルジピン：4mL/h	⓫	15:45 ニカルジピンOFF
			BP：100↑130↓：1mL/hずつ		
▽村	経	ASP	ス□ 陰	メイ：① ② ⓯	
EF-T		オムツ ミトン		Mit Lock	
DNAR					
◎藤	常	L·気胸	BB	① 抜	
未		HAMA：-15cm圧 ❼		【Mit】⓬	
		見守り			
■木	×	M-Ca	Ope：11:00～⓭	GE：60mL	
		Free		① ルート	

※ASP：肺炎，UTI：尿路感染症，CSDH：慢性硬膜下血腫，M-Ca：胃がん，Mit：内服

❶ 今回入院の病名
何に対して加療しているかがわかるように

❷ 術式(オペ後の人)とオペ日
病名ではないけど「何をしたか、何が必要か」が重要
術式を書けばわざわざ病名を書く必要はなし!

❸ 急変時の方針
何かあったときに一目で把握できる場所に

❹ 食形態
食事介助が必要な人は、食事の横に赤点で印をつけているよ

❺ 排泄の方法
排泄はその人のADLを端的にあらわす!

❻ 抑制やセンサーマットなど
「今どのような状態であるか」を把握しよう

❼ ドレーンやバルンなどのカテーテル類
重要な観察項目のひとつ。持続で陰圧をかけるドレーンの場合は数字も書いておくと一目で管理ができるよ

❽ シャントの有無
シャント=透析患者。左右は必ず記載!
文字色を変えて禁忌肢が一目でわかるように

❾ その日に行うケアと方法
全身清拭なら「BB」(ベッドバス)、陰部清浄なら「陰」と一目でわかるようにしているよ

❿ 勤務帯で終わらせなきゃいけない事項
「明日の点滴オーダー」「ルート交換」などを書いておく
点滴オーダーがないときなど医師に確認が必要なことは赤字で書いて忘れないようにしているよ

⓫ 点滴に関する情報
更新時間を書くことで忘れないように! ロック対応ならそれも記載→終わった分をチェック…で、終わったところが一目で分かるよ。終了後抜去なら、その旨を書いておこう。内容については、ナスさんは抗菌薬は略して「抗」、オメプラゾールなんかは記号で書いちゃう(笑)。持続投与している薬剤があれば書いておこう(次回更新時間とか、スケール対応があるときはその条件とかを書いておくと慌てないよ)

⓬ 内服に関する情報
内服の有無がわかればOKで、内容まで書く必要はなし!
配薬のときに「この人内服ない!」なんてことがないよう、ナスさんは自己管理の場合には【】をつけておくよ

⓭ 手術の開始時間
術前処置をするときに、手術開始時間を書いておくと「○時までにする」というタイムスケジュールが立てられるよ

⓮ 投与している酸素量
申し送りの時点で変更があれば、赤字で修正しておこう!

業務まとめ

自分を客観的に見つめ直すこと

忙しすぎてうまく業務が回せなかったり、何かミスをしてしまったり、先輩に叱られたり…うまくいかないことが重なると、どうしても落ち込んで、自分を追い詰めるようなことを考えちゃうときもあるよね。

こういうときに、「自分はこう思ったけど、○○さんはこう思っているかも」なんて「自分の主観＋想像上の誰かの主観」で考えちゃうと、正常な判断が難しくなってくるよ。
だから、そんなときは、一度「客観的に自分を見る作業」をしてみよう。

慣れないと難しいかもしれないけど、第三者の視点から自分を見ることで冷静になれて、「この状況を改善するために、自分はどうすればよいのか」が見えてくることもあると思う。
それに、客観的に自分を見ることができるようになると、怒りや自己否定のようなネガティブな感情が、どれほど自分を惑わせていたかということにも気づけるようになってくるよ。

自分が今追い詰められているな、と感じたときには、ぜひ一度、客観的に自分を見つめ直してみてね。

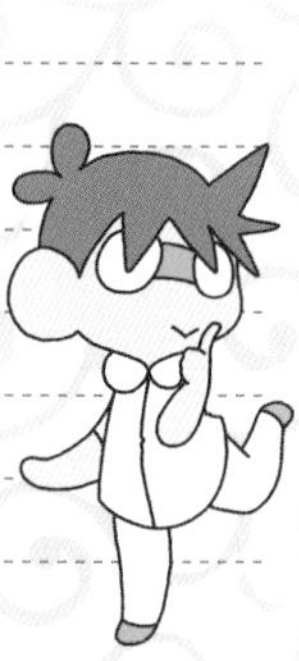

COLUMN

ナスさんが一番好きな業務は？

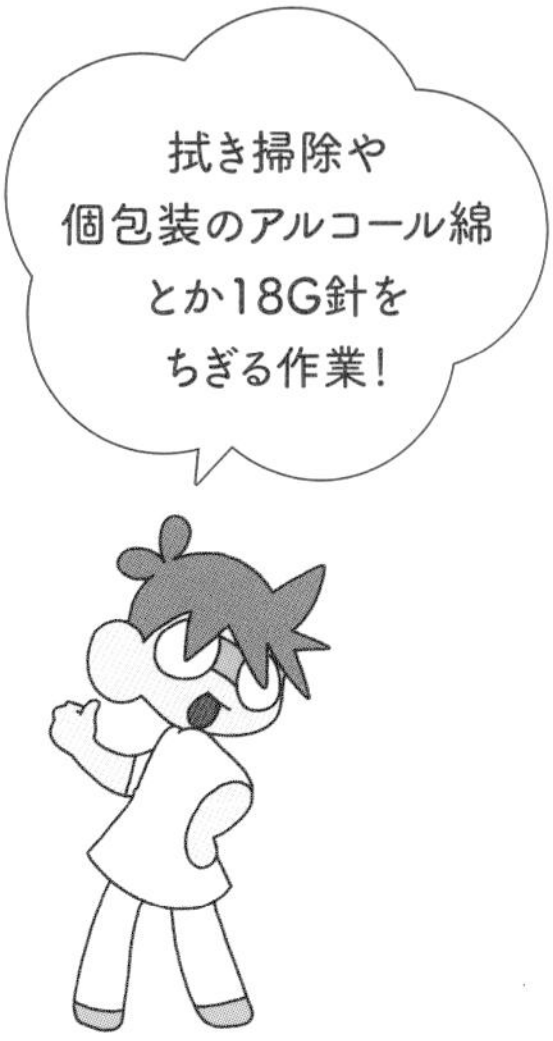
拭き掃除や
個包装のアルコール綿
とか18G針を
ちぎる作業！

業務の隙間時間にやるミキシングとか、カートの拭き掃除が好き！

顔が映るくらいぴっかぴかになるのが気持ちいいんだよねぇ。

あとは個包装のアルコール綿や18G針をちぎって整理整頓する作業かな。

直接患者さんに影響する仕事じゃないけど、それでも「やってやったぜ！」感が強くて、少しクールダウンするにもちょうどいいくらいの業務だから大好き！

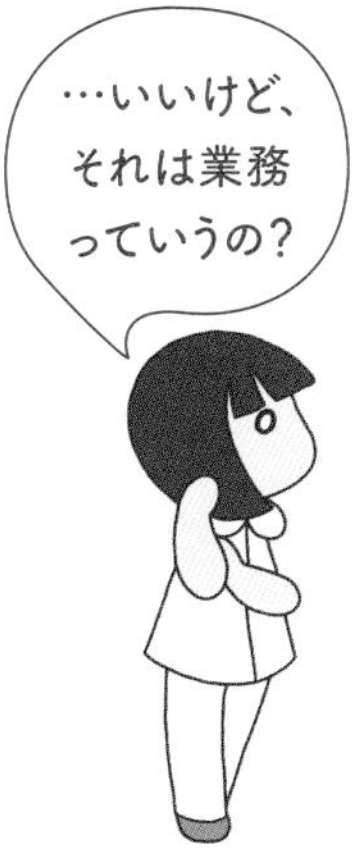
…いいけど、
それは業務
っていうの？

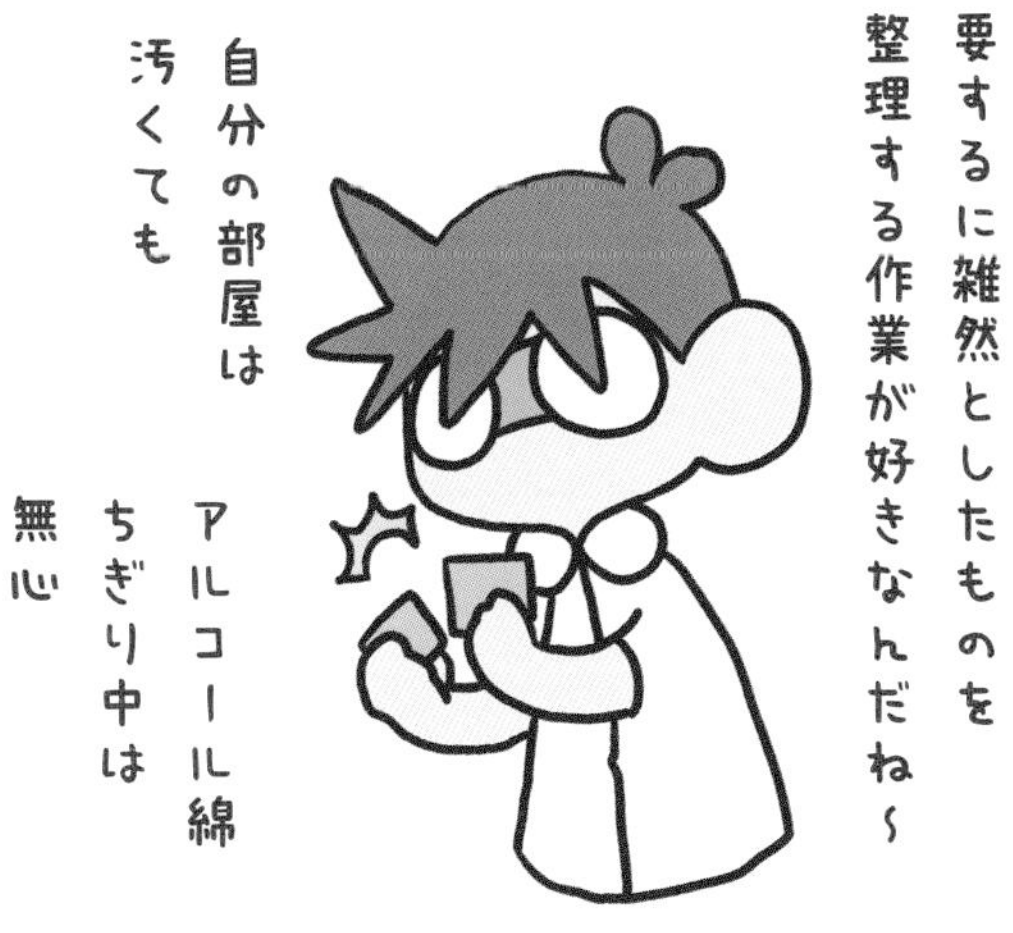
要するに雑然としたものを
整理する作業が好きなんだね～
自分の部屋は
汚くても
アルコール綿
ちぎり中は
無心

キャリアアップのためには転職・異動したほうがよい？

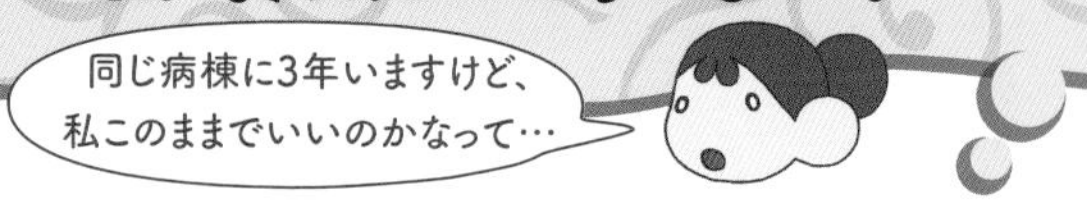
同じ病棟に3年いますけど、
私このままでいいのかなって…

経験はキャリアアップに必要なもの！どんどん転職・異動するべき！

このままだとお局化しちゃうかも…？

目指す先にもよるけれど、転職や異動は積極的にするべきだと思う！ 人間、同じところにずーっといると、どうしても成長を止めてしまうんだよね。そして、だんだん自分が偉くなったような気になって、なかには「お局」に転生してしまう人もいる…。

転職・異動で視野を広げてみよう！

同じところにずっといて、その道のプロフェッショナルを目指すのも悪くないけれど、働く環境をときには変えてみるのも必要だと思うよ。それは「自分の視野を広げるため」。同じところにずっといると、新しい人が入ってきたときに「こんなことも知らないの？」って思うこともあるかもしれない。だけど、病院や病棟によって、働く環境や業務内容って実は全く違う。「自分の常識・非常識」を知るためにも、ぜひ働く環境は変えるべきだと思う。

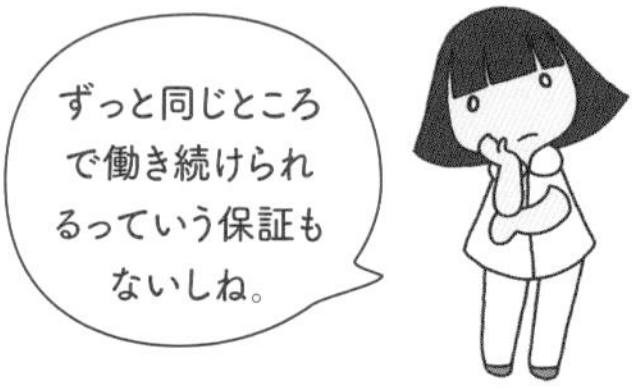
ずっと同じところ
で働き続けられ
るっていう保証も
ないしね。

管理職を目指すなら

管理職を目指すなら、同じ病院のなかでどんどん異動して、それぞれの領域や病棟の実際を知っておくのはとても大切だよね。 いざ師長に任命されたとき、経験したこともない科の師長になったら不安でしょ？ どの領域も一通りやってきた師長ならスタッフの信頼も勝ち取ることができそうだよね。それに、管理者は「人を動かすのが仕事」だから、コミュニケーションスキルや、スタッフへの関わり方なんかは学んでおいた方が断然いいと思う。同じ病棟に長くいて、性格もやりたいことも熟知しているスタッフ同士ならともかく、もしそうでない人が入ってきたら…？ そんなときのためにも「知らない人と知らない環境で多く人と関わってきた」という経験は、管理者としてとても貴重だと思うよ。

ひとつの領域を極めるなら

ひとつの領域を極めたいなら、いろいろな施設をまわってその領域の科を経験してみよう。 施設によって取り入れられている術式やリハビリ方法、資材なんかも全く違うから、いろいろなやり方を知ることもできるよね。

たとえば「前の病院では、病院から出すオムツは決まっていたけど、次の病院ではフローチャートを使って患者さんに合ったものを選択していた」とか、「前の病院で使っていた薬剤が、次の病院では採用されていなかった」なんてこともあるあるだよ。前の病院での「普通」が、他の病院では全く通用しないこともある。**ひとつの領域を極めるからこそ、多角的な視野が必要になる**と思うな。

それに、領域を極める…というと、やっぱり認定看護師なども視野に入るようになるけど、認定看護師は院内を回ることも多いから、知らないスタッフとの関わり方はとても勉強になると思うよ。

臨床でメンバーとして頑張りたいなら

実はこういう人が同じところにいる年数が経てば経つほど、次へ行くときの不安が一番大きいと思う。「キャリアップをしたい、いろいろ経験してみたい」と思う反面、「知らないところでやっていけるだろうか、知らないところで嫌な目にあったらどうしよう」という気持ちは、ひとつのところにいた時間が長ければ長いほど強くなるよね。

だからこそ、どんどん転職・異動をして**「知らないところへの順応方法」を自分で学ぶことが大切。**

私自身、就職してから3～5年くらいごとに病院を変えて（なかにはやむを得ない事情のときもあったけど）、4箇所目に就職した今のところで一番長く働いているよ。病院を変えてみて感じるのは、「その病院のいいところも悪いところも、他を見てはじめてわかる」ということかな。

なかには異動を頑として拒否したりする人もいるけど、私はもったいないと感じるよ。

「知らない」は恐怖であると同時に、その恐怖を克服するチャンスでもあるんだよ。そしてその経験がキャリアアップに繋がって、いずれ「ここでやっていきたい！」っていう施設に出会えるかもしれないね。

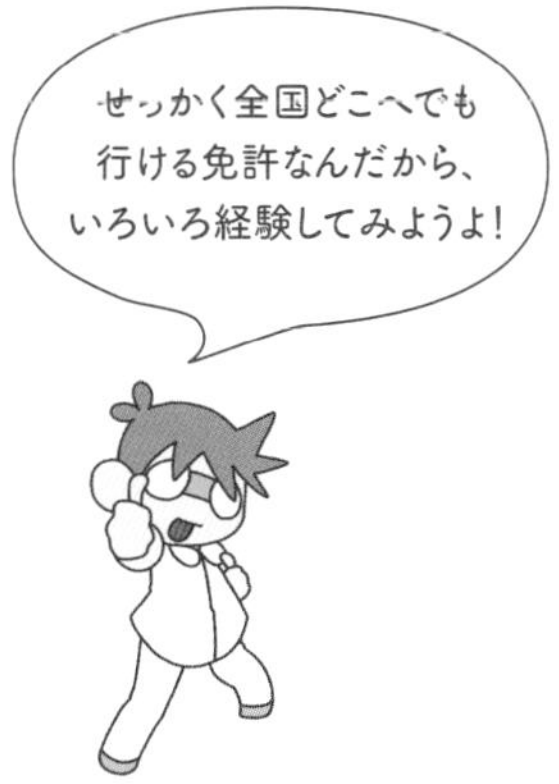
せっかく全国どこへでも
行ける免許なんだから、
いろいろ経験してみようよ！

転職先の選び方

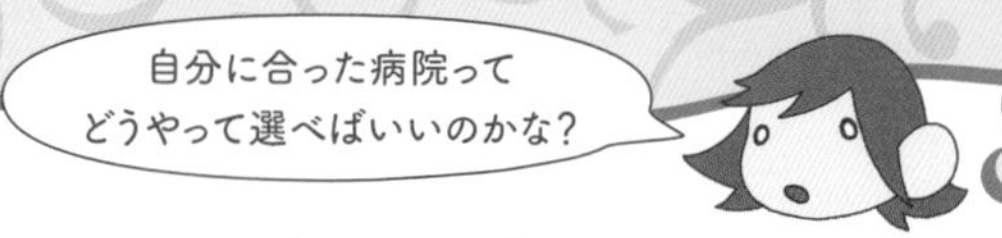
自分に合った病院って
どうやって選べばいいのかな？

小さなことでも自分のメリット、デメリットで考えてOK！どんなに良い職場を選んでも、最終的には「相性と運」だということを覚悟するべし

「自分都合」で考えよう！

まず、今後やりたいことがある人へ。やりたい領域があるなら、その領域に強い病院・施設を選んでほしいな。そこは迷う必要はないし、こういう人はそもそも迷わないね（笑）。

なかには今の環境が自分に合わないから職場を変えたいという人もいるよね。私は、合わない職場はどんどん変えるべきだといつも言っているんだけど、そういう人は**「自分が大切に考えるメリット」を一番に考えていい**と思うよ。「お給料が良い」「家から近い」「今までやったことのない領域をやってみたい」とかね。全員が全員、スキルアップのために転職をするわけではないのだから、自分に都合の良いところを選べばいいと思ってるよ！

本当の内情は入職してみなきゃわからない

転職するからには、やっぱり内情を知りたいところだよね。今は看護師さんの転職サイトも充実しているし、方法はいろいろあるだろうけど。でも、**実際のところ、最終的には「相性と運」**だという覚悟はしておこう。

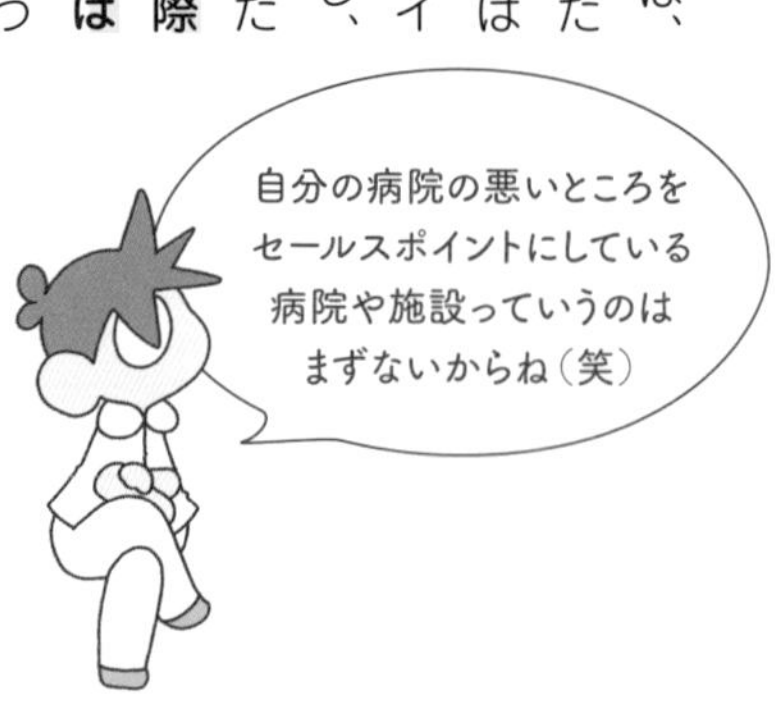
自分の病院の悪いところを
セールスポイントにしている
病院や施設っていうのは
まずないからね（笑）

応援ナースという選択肢も

あと、今は働き方もいろいろだから、応援ナースを経験してみるっていうのも一つの選択肢だと思う。数か月単位でいろんな病院を経験できるのが応援ナースの良いところ。転職に自信がないなら、**まずはいろんな病院の環境を見て回ってみるのも良いかもしれないよ。**

転職したいけど気力が出ない

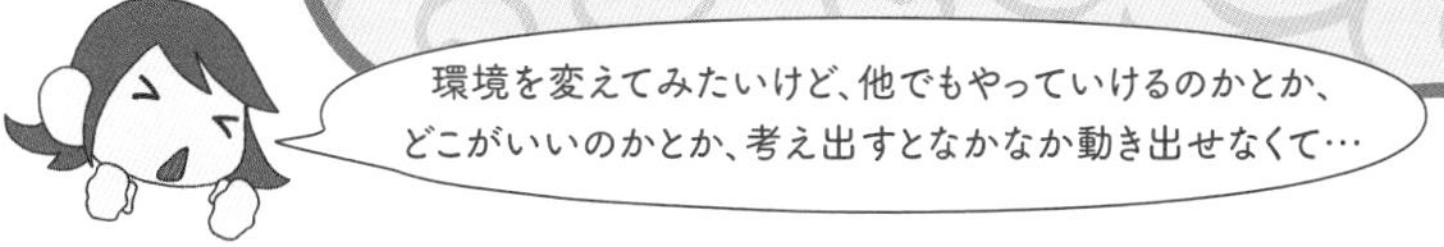
環境を変えてみたいけど、他でもやっていけるのかとか、
どこがいいのかとか、考え出すとなかなか動き出せなくて…

自分が感じた「転職したい」という気持ちは正解！長く居たら居た分だけ、動きづらくなるかも

転職したいと思ったときがするべきタイミング

現状から全く新しい環境に移ってやり直すっていうのは、とても気力を使うよね。ぬるいお湯から熱いお湯に移動するのが負担なように、新しいことを覚えるのも大変だし、人間関係を一から構築するのも面倒だし…。そのぬるいお湯も元々は熱いお湯だったはずなんだけど、長くつかっているうちにぬるく感じるようになっているだけかもしれないんだけどね。

「転職したい！」って感じた時点で、勢いに任せてでも転職するのが正解だと思うんだけど、なかなか気力が出ないときは大変だよね。

まずは前向きに情報収集から始めよう

ここであえて厳しいことを言うと、**同じ環境に長く居続けると、居た分だけ動きづらくなってしまう**かも。

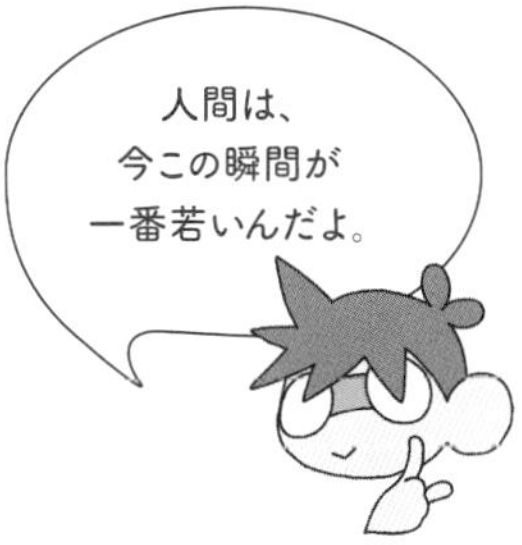
人間は、
今この瞬間が
一番若いんだよ。

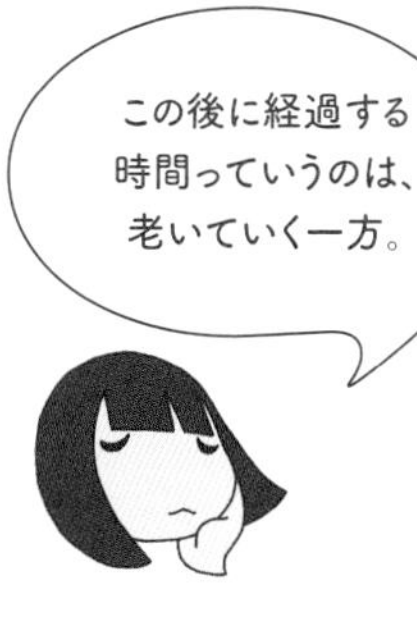
この後に経過する
時間っていうのは、
老いていく一方。

転職したい気持ちが出てきた時点で「今が一番！」と考えて情報収集から始めるのが良いと思う。環境が…とか、お給料が…とかいろんな自分への言い訳が出てきてしまうかもしれないけど、「自分が感じたからこれが正解！」と考えて前向きに取り組んでみたら、少なくとも動いたことに対して後悔は少なくなるかもしれないよ。

辞めたいとき

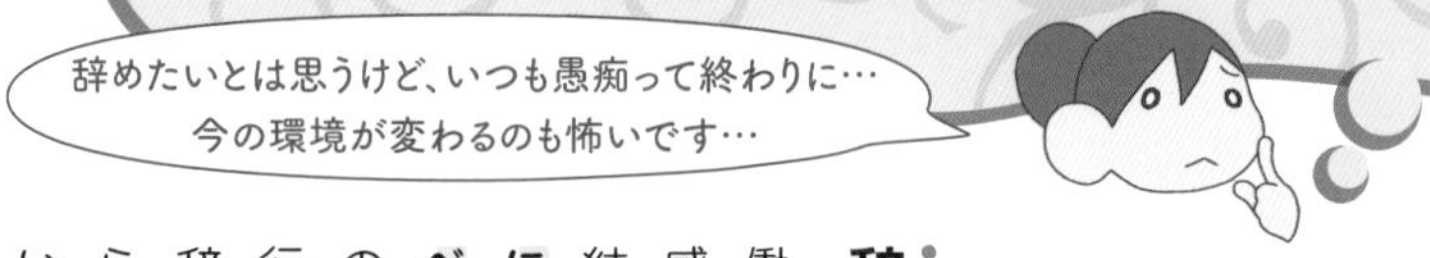
辞めたいとは思うけど、いつも愚痴って終わりに…
今の環境が変わるのも怖いです…

「辞めたい」と口に出すことにあまり意味はない 辞めた後どうするべきかを考えて、行動しよう

辞めたいなら辞めるべき

働いているとどうしても、「あー、辞めたい」って感じてしまうときがあるよね。結論から言えば「**本当に辞めたいなら辞めるべき**」なんだよね。この仕事は幸い、どこに行っても引く手数多。辞めても、働くだけならどこにでも行けるのが強みだよ。だから「辞めたい」って口や態度に出すことって、実はあまり意味がないんだよ。「辞めたい、辞めたい」と言いながら働く時期を長く過ごしてしまうと、「辞めたい」って言いながら働くのが普通になってしまって、**本当に辞めるべき時期の判断を見誤ったりするよ。**

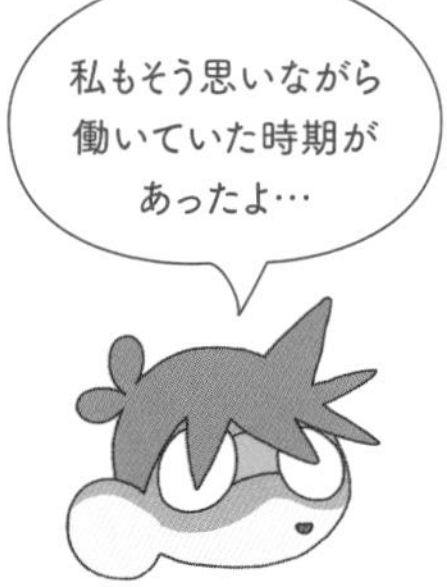
私もそう思いながら
働いていた時期が
あったよ…

「辞めたい」って言う人ほど残って、本当に辞める人ほど周りに何も言わず、すっといなくなったりするよね（笑）。「辞めたい」って口に出して言うことは、口に出すことで発散して、安心してしまっているだけなんだよ。だから「辞めたい」って言えば言うほど辞められなくなっていくのかもね。

「辞めた後」を考えよう

そういう態度で働き続けることは、周りの人たちのモチベーションにも影響するし、最初は心配して相談に乗ってくれていたとしても「また言ってる、そんなに辞めたいなら辞めれば」って、オオカミ少年的に取られちゃったりして、お互い損しかないよね。「辞める」って決めるのは、結局は自分。辞めたい理由は人それぞれだけど、もし、他の人に相談するなら「自分が辞めたいと感じていること」ではなく、**「辞めた後どんな道があるか、何がしたいか、そのために何をするべきか」**ということだと思うよ。

辞めさせてもらえない

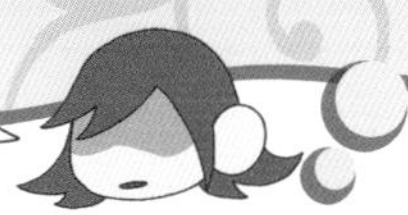

「辞めたい」って伝えても「困る」の一点張り。
辞めさせてもらえなそう…

辞めた後の職場ことは考えなくてもOK 契約にないことは守らなくても大丈夫

辞めたいなら辞める権利はある！

人が足りなくなるから辞めさせてもらえないっていう職場もとても多いよね。でも、期間の定めのない労働契約（つまり正規の職員）の場合、基本的には退職の2週間前までに申告すれば退職は可能だと法律で定められているのね（ただし、期間が定められている契約の場合は、1年経過前に辞めるにはやむを得ない事由が必要）。だから、**「人が足りなくなるから辞めさせられない」っていうのは、職場側の理屈**であって、辞める方からしたら「知ったこっちゃない」でいい！　法的な強制力はないので、ぶっちぎったとしても全く問題なし。「病院の決まりで…」という言い方をされるかもしれないけど、入職するときに特別な契約を交わしていない限り、辞める権利は守られる。

組織で働いている人間には、組織を辞める権利もある。辞めるときにいろいろ言われるような職場は、辞めたい人間を引き留めなきゃならないような魅力のない職場とも言える。上司にいくら引き留められても、あなたが辞めたいのなら辞めて大丈夫！

辞める人間は、後のことは考えなくていい

職場を辞める、と伝えたときに「後が困る」という言い方をしてくるところも多いよね。辞める本人も「後の人に迷惑がかかるから…」とずるずる辞められなくなっていることがあるかもしれない。でも、**辞めると決めたら、後に残される人のことは考えなくても大丈夫。**

迷惑がかかるから、で辞めないのは、自分の決断を人のせいにしているのと同じ。「職場に迷惑がかかるから」っていうけど、辞めるなら迷惑がかかっても問題はないはず。ましてや「代わりに誰かを紹介しないと辞められない」なんて無茶なことを言う職場もあるけど、きちんと契約を確認して、毅然と対応しよう。

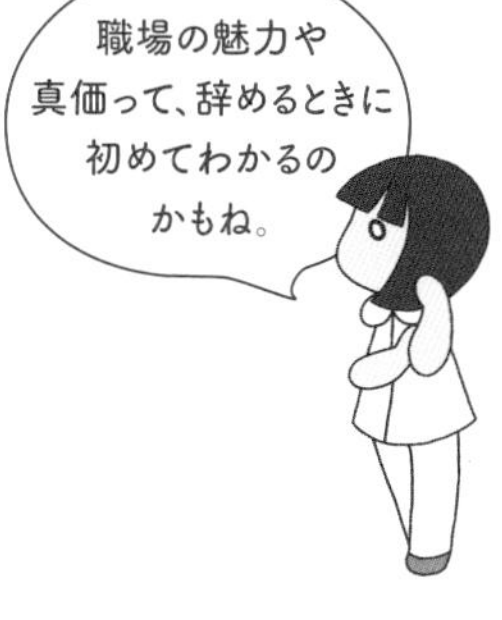
職場の魅力や真価って、辞めるときに初めてわかるのかもね。

仕事は好きだけど看護師を辞めることになった

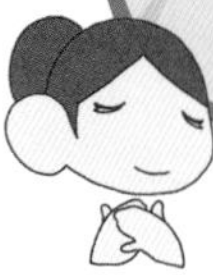

事情があって看護師を辞めることになったけど、看護の仕事自体は好きなんです

看護師はたくさんある職業のなかのひとつ 自分に都合の良い仕事を選んでいい

「看護を離れる」という選択

人生にはいろんなイベントがあって、価値観の変化もあって、家族や自分の事情もあって、現在の環境が変わるというのは珍しくないこと。そんななかで「看護を離れる」という選択肢も当然出てくることがあると思う。

「看護」はあくまで「生活を支えるための仕事のひとつ」であって、看護師免許を持っているからといって、看護だけを仕事にしなくちゃいけないなんてことはないよね！

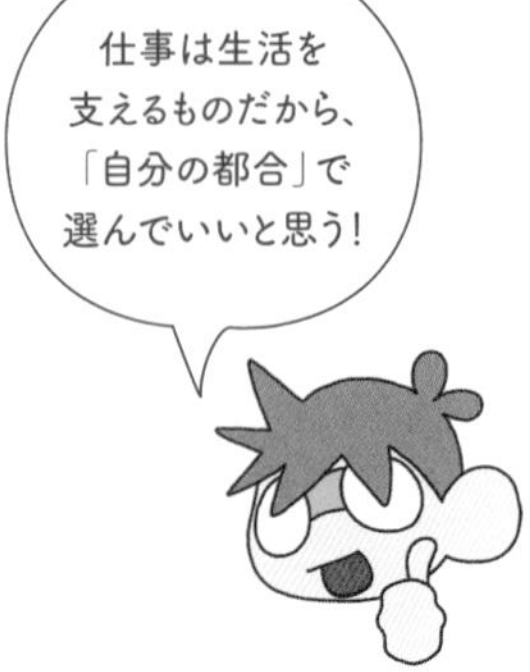
仕事は生活を支えるものだから、「自分の都合」で選んでいいと思う！

看護の経験が別の仕事に役立つこともある！

別の仕事の視点が、看護の仕事に影響することもあるように（→75頁「看護以外の職業への転職」）、**看護師の仕事の視点が別の仕事に役立つことだってあるはず**。

そうやっていろいろと経験するなかで「看護ってやっぱり面白かったな」と思えたなら、また看護の世界に帰ってくることも検討してみてね。

「自分の人生を豊かにするための働き方」で、自分を幸せにしてあげてほしいな！

2年目の転職

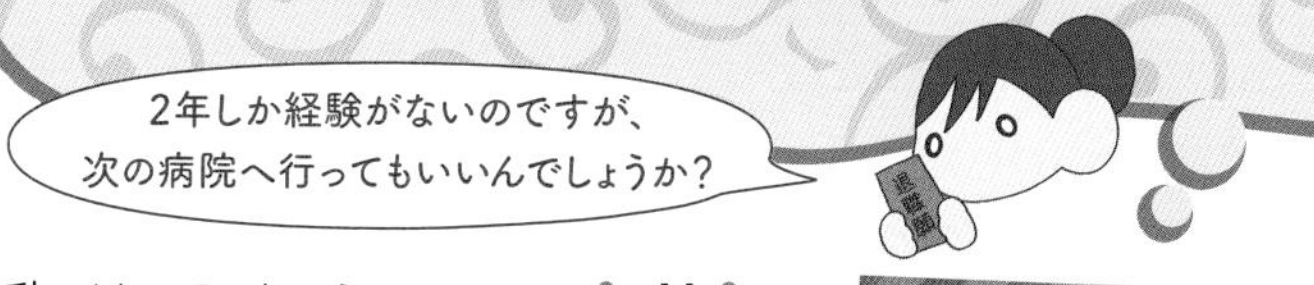
2年しか経験がないのですが、
次の病院へ行ってもいいんでしょうか？
退職願

同じところで長く経験した後の転職と、経験が足りないだけの若いうちの転職なら、若いうちの方が精神的にも楽じゃない？

若いうちにこそ、いろいろな経験をしよう！

「ここで3年できなきゃ、他に行っても使い物にならないよー」なんていうのは、呪いの言葉。そもそも学生のときにやりたい領域や行きたい病院を選んでも、いざ入職したらやりたいことと違ってがっかり…っていうこともあるよね。

私は、**吸収力がある若いうちこそ、いろんな科や病院を経験してほしい**と思っているよ！

それに、ある程度の経験を経て、その科のプロフェッショナル！っていうプライドが育ってから他の科への異動を検討するのと、どちらが精神的につらそうかな。

経験はどこに行っても積めるもの

2年目で転職を検討するあなたに足りないのは、経験と自信だけ。私の知っている応援ナースさんには、3年目で応援に登録した人もいるよ。正社員で就職することはいつでもできるけど、自分が何に向いているのか、何が好きなのかっていう**「自分を知る素直さ」は、若いうちの方が優れている**よね。

手技は経験すればいずれ身につくし、システムは病院が変われば対応せざるを得ない。経験はどこに行っても積めるものだから、周りの呪いの言葉を真に受けないで、「ここで使い物にならなくても、他で使えるようにしてもらうんでー」と、軽やかに転職しちゃってね！

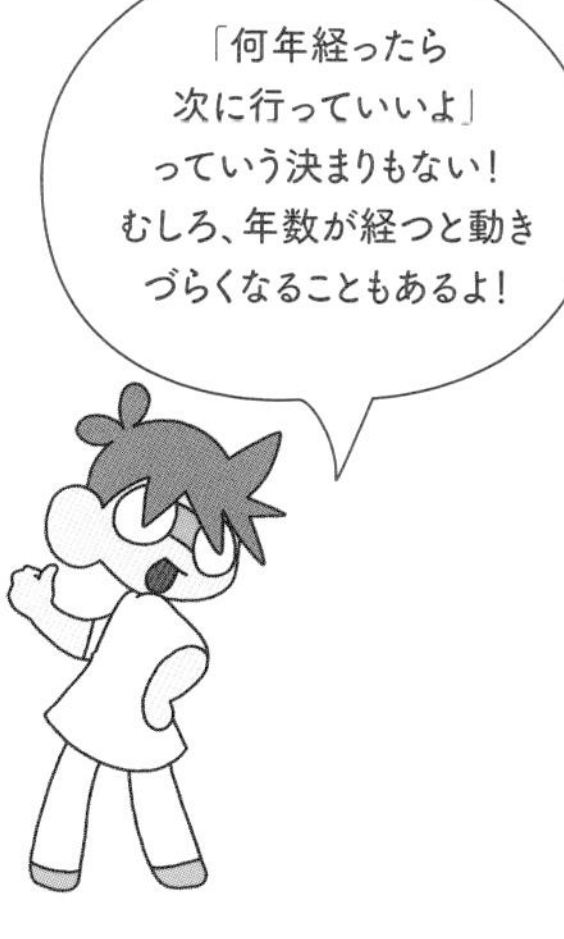
「何年経ったら
次に行っていいよ」
っていう決まりもない！
むしろ、年数が経つと動き
づらくなることもあるよ！

ブランクがあるけど復職できる?

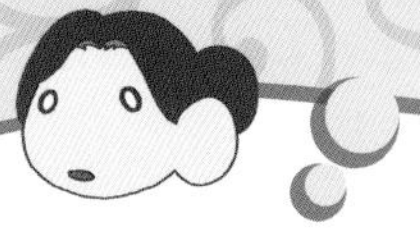
家庭の事情でしばらく現場を離れてたけど、
復職してちゃんと働けるかな…

**一年目に戻った気持ちで素直に教えてもらおう
でも、ブランクは決して白紙期間なんかじゃないよ!**

プライドを捨てて初心に戻ろう

もちろんできるよ! ただ、ブランクの長さによっては、変わっていることもたくさんあるかも。それに、「私だって昔は当たり前にやってた」という気持ちもわかるけど、できることを見せつけようと虚勢を張ることは、誰もハッピーにならないんだよね。だから、プライドなんてその辺に捨てちゃって、**素直に「もう全部忘れてるから教えてもらいにきたんです」くらいの態度で戻った方が楽**だと思うよ。

無理せず復職できる方法で

とはいえ、いきなりフルタイムで復職するのは大変そうっていう人もいるよね。もし、不安が強いなら最初はパートとかの形から復職しても良いと思うよ。ブランク明けは、家族が増えていたりすることもあって生活環境が変化していることが多いよね。だから、あくまで**「自分に無理のない」を意識する**のが一番だと思うよ。全ての看護師がキャリアアップのために働いている訳じゃないからね。まずは、**自分の生活を一番に考えて、それを守れるように働ける環境を探すこと**を意識してみてもいいんじゃないかな。

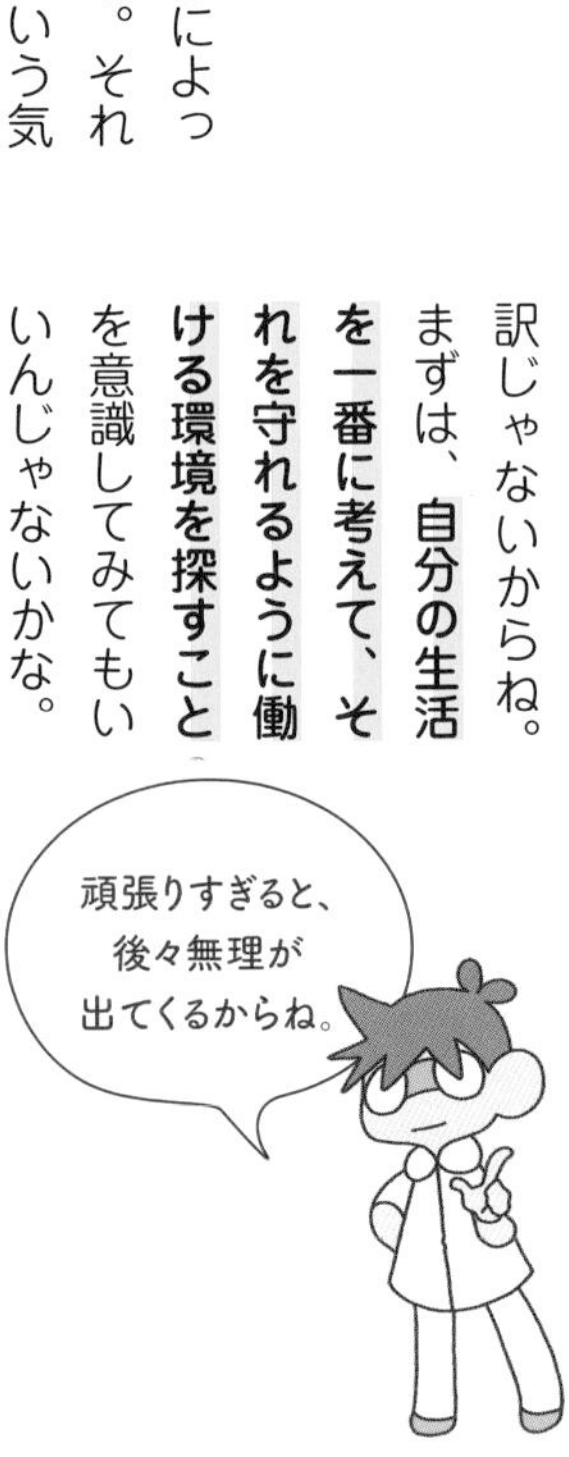
頑張りすぎると、
後々無理が
出てくるからね。

安心して復職してね!

現場を離れていた期間は、看護師のキャリアとしてはブランクかもしれないけど、人間としては決して「白紙期間」なんかじゃないんだよ。ブランクの間に経験したことや、変化した人間関係の構築方法は、病院や施設が求めているものかもしれない。最近は潜在看護師の復職プログラムが充実している病院もあるよね。同じ境遇の人は全国にたくさんいるから、安心して復職してほしいな。

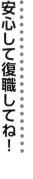

看護以外の職業への転職

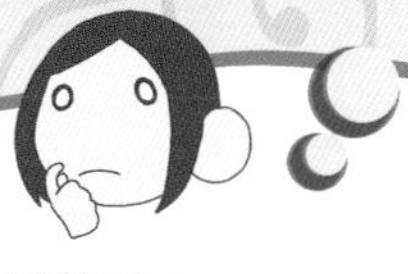
看護はもうたくさん！　だけど、
それ以外の選択肢ってあるのかな？

別の業種へ転職すると
全く違うものが見えるはず！
そして、できればいずれ
看護に帰ってきてね

別の業種での経験が生きることもある

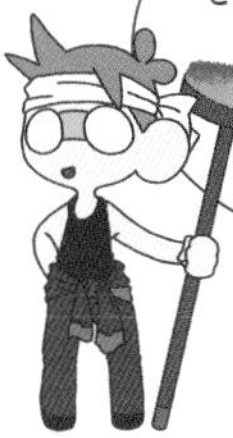
機会があれば
ぜひやってみたいことの
ひとつだね！
全く自信は
ないんだけど(笑)

私は「合わなかったらどんどん病院を変えるべき」と考えているんだけど、それは「看護師」という職業についても同じ。この業界は、他業種への転職自体が少ないから、どうしても視野が狭くなりがちだけど、**他の職業についたとき、絶対に違うものが見えることがある**と思うんだよね。

たとえばコンビニのアルバイトひとつとっても、私はお金を触るのがとても怖いし、接客もまともできる自信が全然ない。でも、そういうこともいずれいろんなところで活躍できる経験にはなるよね。

昔の同僚で、「看護師が嫌になって一時期結婚式場で働いてた」人がいたんだけど、その人の話で「看護師のときは感謝される側だったかもしれないけど、ここではお客様に『来てくださってありがとうございます』と感謝するのが仕事になりますって言われてね。看護師が感謝されて当然とは思っていないけど、完全に一歩引いて距離をとって接するっていうのも難しかったのよ、私には」っていうのが印象的だったよ。あと、「他の仕事はな！客が死なないのが当たり前やねん！」って言ってたことも(笑)。本当にこの世界って知らないことばかり。自分の当たり前は、他の業種から見たら「そんなのありえない」っていうことが実はたくさんあるよね。私はその「自分の当たり前」をアップデートしたいと思っているかな。人は、自分の目に見える世界が全てだと思ってしまいがちだけど、そうじゃないんだよね。

そして、**他を見てきた目は、医療・介護業界でおおいに役立つこともあると思う**よ。だから、もし機会があるのだったら、ぜひ一度**全く別の業種を経験してみる**ことをおすすめするよ！

そして、できればいつか看護の世界に戻ってきてその経験を伝えてね。

転職・異動先に慣れない

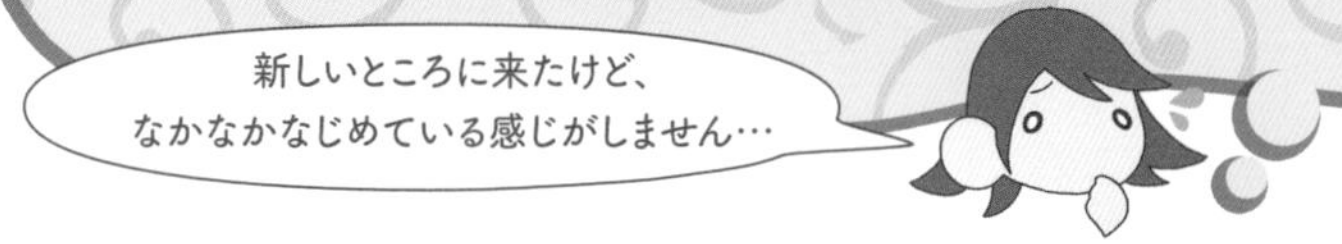
新しいところに来たけど、
なかなかなじめている感じがしません…

相手を知る、そして自分を知らせることで見えない壁が取り払われることもあるよ

自分に近い人から接してみよう

一口に「病院」とか「施設」って言っても、そこで採用しているシステムは全然違うし、処置や援助の手順も違う。特に人間関係は一から構築していかなきゃいけないから、とてもストレスがかかっちゃうよね。職場だから仲良くなるために行く訳じゃないけど、スムーズに業務を行うためにも人間同士のコミュニケーションは大事。時間が解決することもあるけど、もしあなたがなじめないと感じているなら、まずは「知ること」「自分自身を知らせる」ことから始めてみたらどうかな？

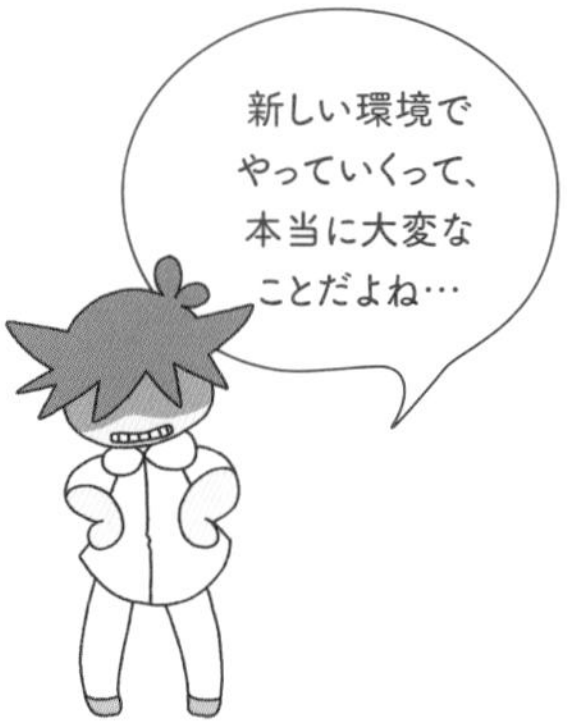
新しい環境で
やっていくって、
本当に大変な
ことだよね…

どんなコミュニティも、小さなコミュニティで形成されていて、それぞれの立場、つながりっていうものがある。それをまずは観察して、**「自分に近い人」（年齢でも経験でも）に接してみると入っていきやすいかも**。内側に入ってみると、外側からはわからなかった、また違う病棟の見え方があるし、そこから新たなつながりにも出会えると思うよ。

「自分を知らせる」ことが大事

ただ、入っていく自分もそうだけど、受け入れる側もそれなりに警戒している部分があることは忘れないでね。たとえば、今あなたがいる職場に、あなたと同じくらいの年齢で救急も心外も訪問看護も管理職も経験のある、ついでに認定資格も持ってる人が入る…ってなったら、いろいろ教えてもらおう！と思うと同時に、多少は警戒しちゃうよね。でも、そういう人が「私、○○は経験があるんですが、透析看護と消化器内科は全く経験がないんですよー。よろしくお願いします！」と、**自分が知っていること、知らないことを素直に教えてくれる人だったら、「お互い様です、こちらこそ、いろいろ教えてください！」という気持ちになれる**よね。

以前いた病棟に、夜勤専従で同じくらいの年齢の看護師さんがいたんだけどね、誰とも関わらないし、自分のことはあまり話さない人だったんだよね。仕事は、言われたことはやる、いわゆる「優等生タイプ」だったと思うんだけど、飲み会とかにも出てこないし、ただでさえ夜勤しかやらないから、どんな人かもわからなかったんだよね。だから、やっぱりコミュニケーションがとりづらくて、あまりなじんでいなかったなぁ。まぁ、そういうことを気にする人でもなかったんだけど、こちらとしてはやりづらい面もあったよね。

私個人の思いを話せば、メンバーの動きも見られていなかったし、いろんなやり方が古かったから知識のアップデートをしているようにも見えなかったし、率直に言って好きにはなれなかったかな（笑）。それに、コミュニケーションがとれないから、彼女自身も他の人に「知らない」と言えなくて、困った場面もあるんじゃないかな。

もちろん、自分のプライベートを全部話せ、ということではないし、それはむしろしちゃいけないことなんだけど、ある程度「自分はこんな人です」と知らせていくのは大切だなと思ったよ。少なくとも「他人に興味がない」ということを前面に出すことにメリットはあまりないよね。

「知らない」ということは恐怖だから、**知らないことを知らないと言うことで自分を知らせることも必要。**受け入れる側も、あなた自身のことを知らないし、あなたも病棟のことを深く知らない。だからこそ、**「自分を知ってもらう、相手を知る」ということが信頼に繋がっていくんだと思うよ。**虚勢を張ったり必要以上に遠慮したりしない。「自分を知らせる」工夫をして、自分の居場所を作っていこうね。

急性期は慢性期を「下に」見ている？

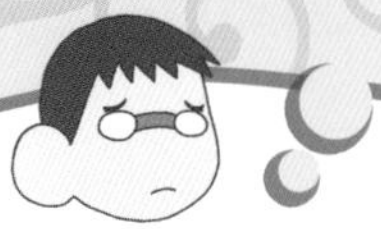
慢性期で働いてるけど、急性期の人から
「何もできないんでしょ」って思われてる気がする…

急性期・慢性期に上も下もない あるのは「患者さんのために何ができるか考える気持ち」

「急性期＝かっこいい」なの？

医療業界に限らず、一般の人たちも「救急やオペをする科は花形」って印象を持っていることが多い感じするよね。

確かに急性期は慢性期に比べて「医療行為」が多い。それに「医療行為ができなきゃ一人前の看護師じゃない」って考える人も多いから、これが「一年目から施設や訪問看護に行くのはおすすめしない」って考え方ともつながっているんじゃないかな。

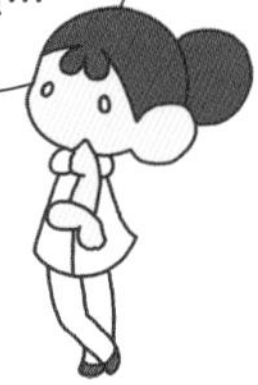
ドラマとか映画の
イメージなんで
しょうかね…

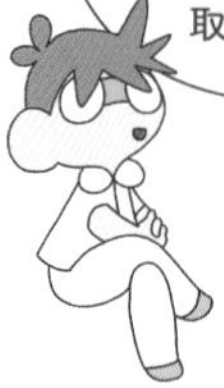
慢性期の病院から
急性期の消化器外科に
転職したときは
「でも外科は全然
知らないんでしょ」って
えらくマウントを
取られたなぁ…

まぁ、実際の業務にせよ、イメージの問題にせよ、慢性期を下に見ている人は「急性期がかっこいい」って思っているんだよ。

そこに優劣はない！

でも、そもそも、私たち看護師の仕事は「患者さんを観察して、異常を早期発見したり、事実に基づいたアセスメントをして必要なケアや処置・援助を行うこと」だよね。ケアや処置・援助っていうは血管の確保だったり、オムツ交換だったりするけど、手技は経験していけばいずれ必ずできるようになる。**経験に差はあれど、そこには上も下もないんだよね。**それで看護師の優劣をつけるのは、まるで小学六年生が小学一年生に「お前、掛け算もできねーの？ばっかじゃねー」って言うようなものだと思うんだよね。勉強すればいずれできるようになることで優劣はつけられない。

私自身の経験だけど、外科病棟からHCUに異動になったとき、HCUの

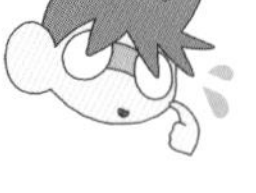
逆に私は、今の状態だったら
精神科や産科病棟で
やれる自信は全然ないよ…

スタッフの「集中ケアは特別！一般病棟から来た人に勤まるのかしら？」っていう意識を感じたよ。そこで働いているというプライドはとても大事だけど、そのプライドを優劣をつけるために誇示しちゃダメだよね。

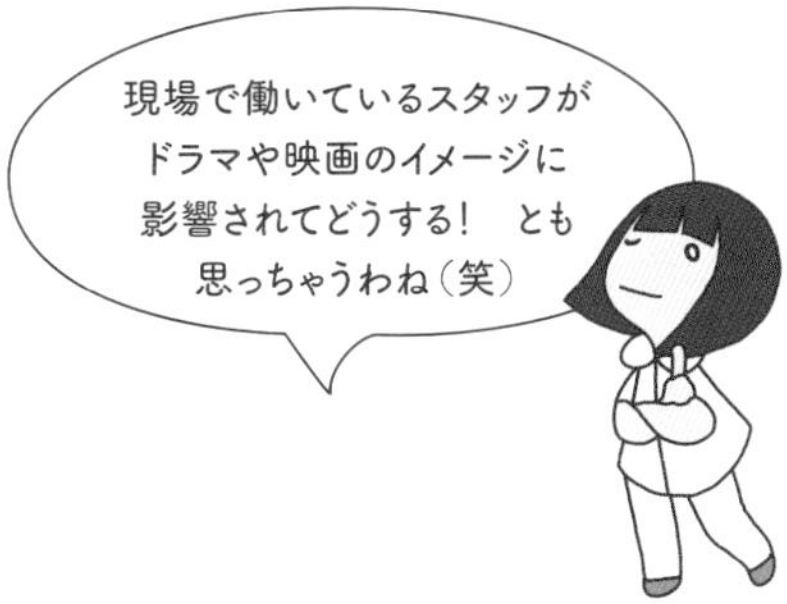
現場で働いているスタッフがドラマや映画のイメージに影響されてどうする！　とも思っちゃうわね（笑）

逆に療養施設や精神科で働いている人たちにだって、同じくらいのプライドがあるんだから、一度「こっちの方がえらいのに！」をやっちゃうと、後はただのマウント合戦になってしまうよね。精神的にマウントを取り合うのって、疲れて環境を悪くするだけで、結局誰もハッピーにならないんだよ。

看護と介護もそう。介護士さんは患者さんの生活を中心に考えてケアをしていて、病院の看護師は、患者さんの生活に加えて、治療を中心としたケアをしている。**方向性が違うものを同列に考えて優劣をつけるなんてことは本当にくだらない。**働く理由は人それぞれだけど、人を支える、人を助けるということを目標に働いているのはみんな同じ。同じ目標に向かっているのに「あっちは大したことない、こっちはえらい」なんて言い合うこと自体がとてもナンセンスで非生産的だよね。

たとえば、医師と看護師の仕事内容を比べて「看護師は診断しないから責任がなくていいよね」なんて言われたらどう思う？　業務内容が全然違うんだよ。それを並べてどっちがかっこいいか、なんて比べること自体が本当に無意味。

だから、慢性期や療養施設で働いている人も必要以上に「私なんて…」と卑下することはやめて、しっかりと胸を張って働いてほしいな！

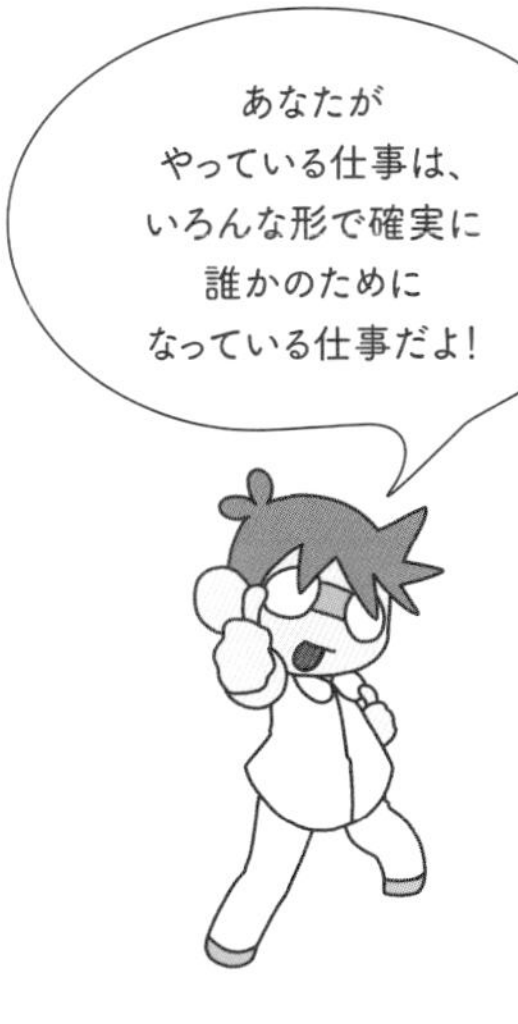
あなたがやっている仕事は、いろんな形で確実に誰かのためになっている仕事だよ！

海外での就職

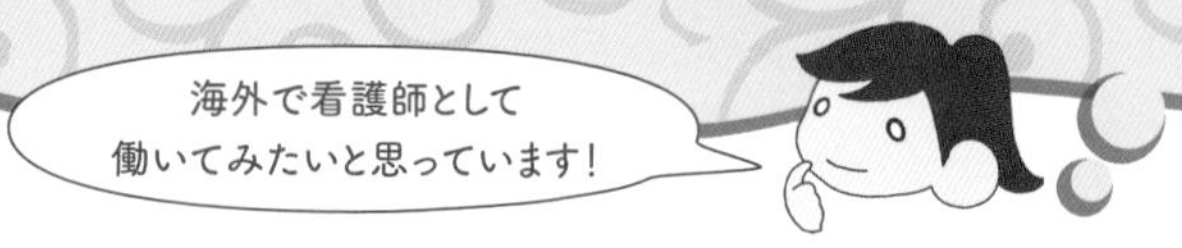
海外で看護師として
働いてみたいと思っています！

やっぱりいろいろハードルが高い海外での就職…でも興味があるなら応援したい！

海外で働くには何が必要？

私の周囲にはワーキングホリデーで海外在住経験がある人は結構いるよ。でも、看護師として働きたいなら、その国で看護師登録をする必要があるよね。それとやっぱり、医療用語を理解できる程度の語学力！

私の後輩にも海外で仕事をしている子がいるけど、アフリカとかだと分娩が多いからって言って助産師免許をとったりしていたよ。

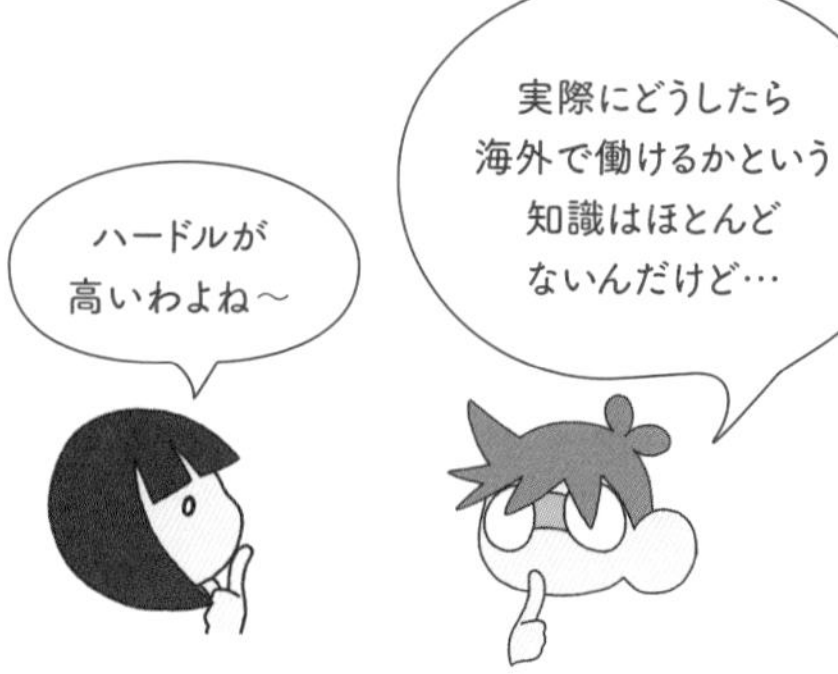
実際にどうしたら
海外で働けるかという
知識はほとんど
ないんだけど…
ハードルが
高いわよね～

大変だけどぜひ挑戦してね！

やっぱり海外で働くってとてもハードルが高いよね！ でも、日本とは違う医療を見られるというのは、誰でもできる経験ではないと思う。**体力も気力も充実していて興味があるなら、知らない世界にはバンバン飛び込んでほしい**と思っているよ！

転職・異動 まとめ

誰でも一度は悩む「転職」

看護師という仕事は「全国どこでも」「いつでも」必要とされている仕事。

「絶対どこに行っても仕事がある」というのは、強みのひとつだけど、それを生かすためには、「**どこに行っても対応できる**」ということが大切だよね。


一箇所の病院に留まって専門性を伸ばす、というのもいいけれど、別の病院に行ってみようか、と思ったとき、一箇所の時期が長ければ長い程、環境の変化というのはストレスになるもの。

もちろん、同じところで働き続けるのも悪いことじゃないし、その方が向いている人もなかにはいるよ！

ただ、「最近、知識のアップデートができてないな」とか「後から入ってきた人がどんどん辞めて、長く勤めている人ばかりだな」みたいなことに心当たりがあったら、黄色信号かも。

そういう職場は、新陳代謝を辞めてしまった病棟、とも言えるよね。


それに、いろんな場面で「〇〇のとき××するなんてありえない！」って言っている人を見かけることがあるけど、病院っていうのはローカルルールがすごく多い場所。

その病院ではありえなくても、他の病院ではスタンダードっていうこともざらにあるよ。

狭い世界で、狭い視野で他のスタンダードを「ありえない」なんて言うようになっちゃう井の中の蛙よりも、
空の青さも大海の広さも知って大きく成長した蛙が活躍できる、そんな業界になってほしいなぁと思っているよ。

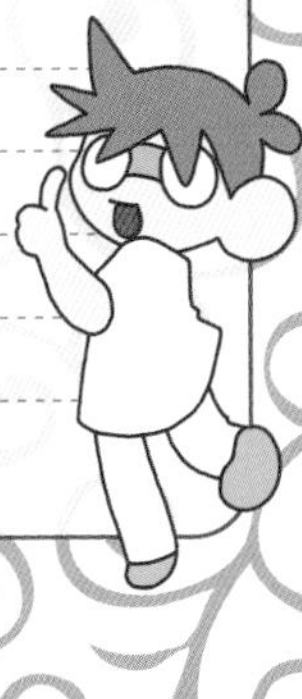

COLUMN

生まれ変わっても看護師になるか？

どうかなぁ（笑）。

石油王の娘とかに生まれたら、全然違う選択肢をしちゃうかもしれないけど。

でも、結局は生まれ変わっても、このつらくてうれしい看護師という仕事を選んでしまう気もしているよ。

「知識が増える」「できることが増える」「その結果、誰かのためになる」っていうのが目に見えるのがこの仕事だよね。

だから辞められないのかも。

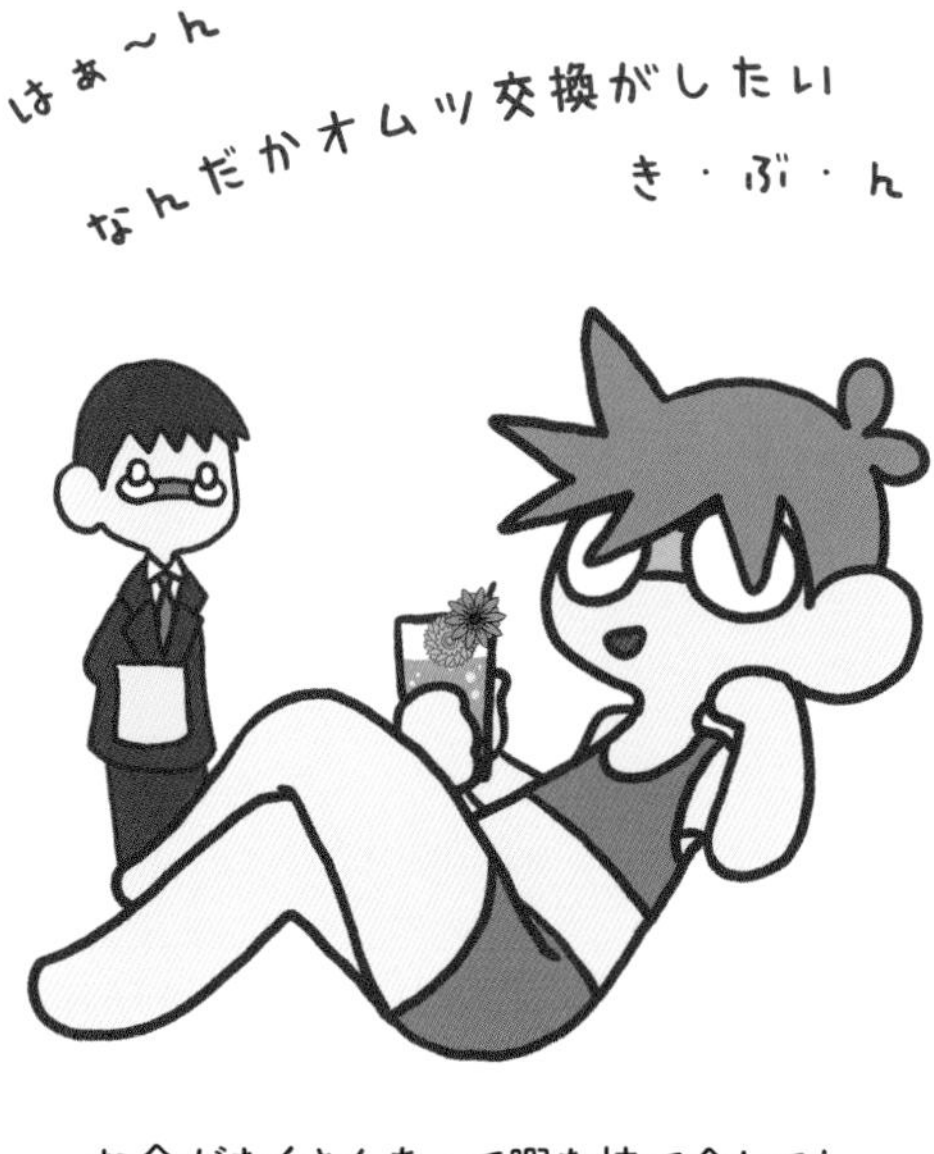
はぁ～ん
なんだかオムツ交換がしたい
き・ぶ・ん

お金がたくさんあって暇を持て余しても
お仕事はしたそうなナスさん

Part 3

こころとからだ

メンタルヘルス
体調管理

しっかり働くには、
心身のコンディションを整える
ことも大切だよね

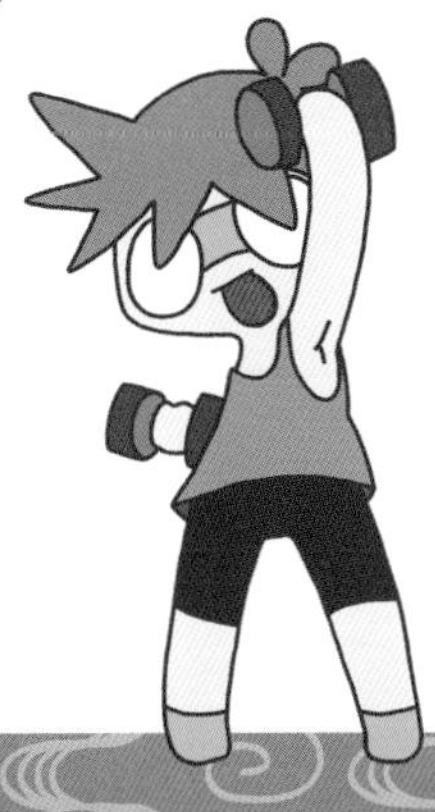

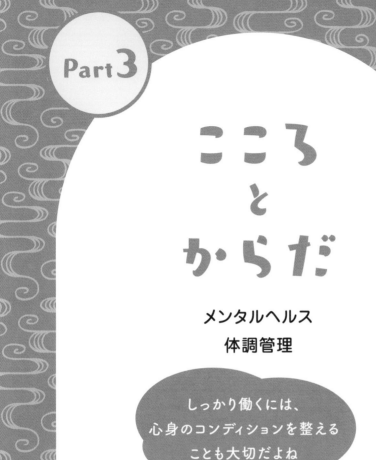

仕事がつらいとき

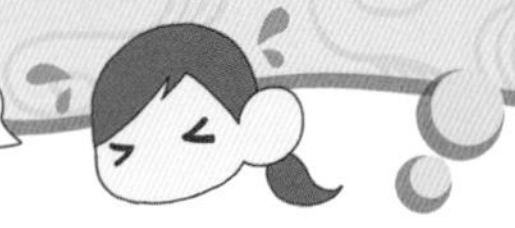
仕事のことを考えるだけで
気持ちが重くなって…

一歩院外に出たらそれはあなたの時間 あなたの時間を仕事に使わないで！

仕事が終わったら、全部忘れちゃおう！

なんとなく仕事がストレスになってしまうことってあるよね…。責任とか業務のあれこれとか人間関係とか、いろんなことが重なりあって、考えれば考えるほど、「もう嫌ー！」っていうとき。

でも、**仕事のことを業務外の時間で悩む必要って実は全然ないんだよね**。だから、一歩病院から出たら忘れちゃおう！ プライベートはあなたの時間。だから、あなたが大切にしていることのために使おう。

もし、それでも気持ちがすっきりしないなら、責任者や頼りにしているスタッフに話をしたりして、気持ちを切り替えられるようにしよう。

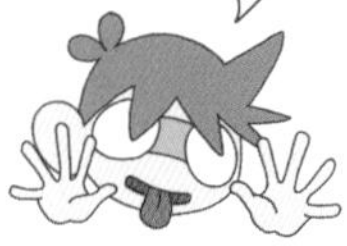
自分の時間に
仕事の不安を持ち込んで
消費するなんて
もったいないよ！

そうはいっても、「帰ったら勉強しなきゃ、書類も作らなきゃ…」って日もあるよね。そんなときでも、仕事が終わったらまずは体を動かしたり、美味しいものを食べたり、一度リフレッシュしてからとりかかろう。そもそも、持ち帰り仕事にお給料は発生しないんだから、「やらなきゃ」って気負わなくてもいいんだよね。

あと、勉強は必要な分をやればいいと思うの。私の場合、勉強しているうちに楽しくなってきちゃって、気づいたら思ったよりも時間が経っていることも多いけど、それで身になったら結果オーライくらいの気持ちでいるよ。

仕事であなたの心が重くなりすぎて仕事ができなくなったら、それは職場の、ひいては看護業界の損失。つらくてしょうがなくて職場の環境も変わりそうにないなら、思い切って転職したり、医療機関や相談機関を訪ねてみようね。なにより、あなたのことはあなた自身が一番大切にしてあげてほしいな。

メンタルヘルス

折れないメンタルを持つには

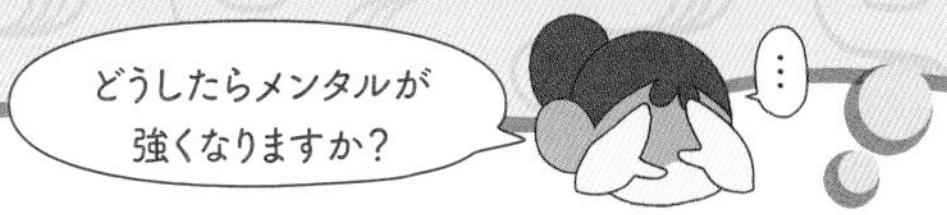
どうしたらメンタルが強くなりますか？

まずは自分の弱さを認めてあげることが「本当に強い人」への一歩なのかも

「自分にOKを出せる人」は強い

そもそも、「弱いこと＝悪いこと」じゃないよ。「強いこと＝良いこと」でもない。でも、あえて言うならば**「私はこれでOK！」と自分にOKを出せる人は、とても強い人**だと私は思うんだよね。

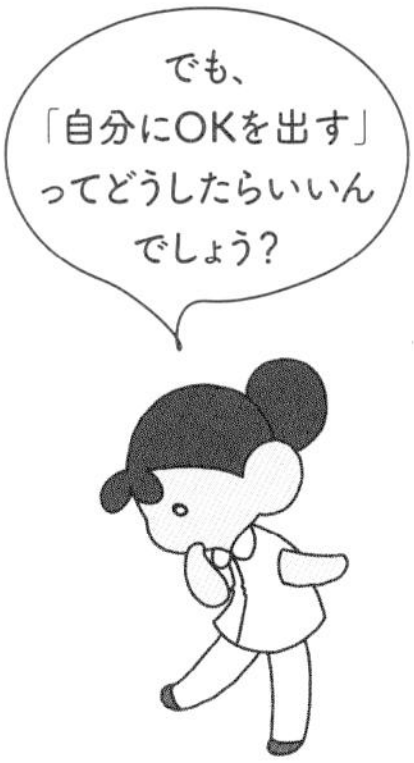
でも、「自分にOKを出す」ってどうしたらいいんでしょう？

「どうしたら自分が許せる自分になれるか」を考えよう

「自分にOKを出す」ってすごく難しいよね。自分を客観的に見て、ありのままの自分を受け入れてあげなきゃいけないんだからね。それは自分の嫌なところも汚いところも、全部見つめ直さなきゃいけないということ。嫉妬深い、短絡的、思い込みが激しい、誰にでもいい顔をしたがる…**そんな自分もすべて受け入れたうえで、「どうしたら自分が許せる自分になれるか」を考えなきゃいけない。**だから、**「自分は弱い」と思う人は、まずは自分の弱さを受け入れられるだけでOK**なんだよ。

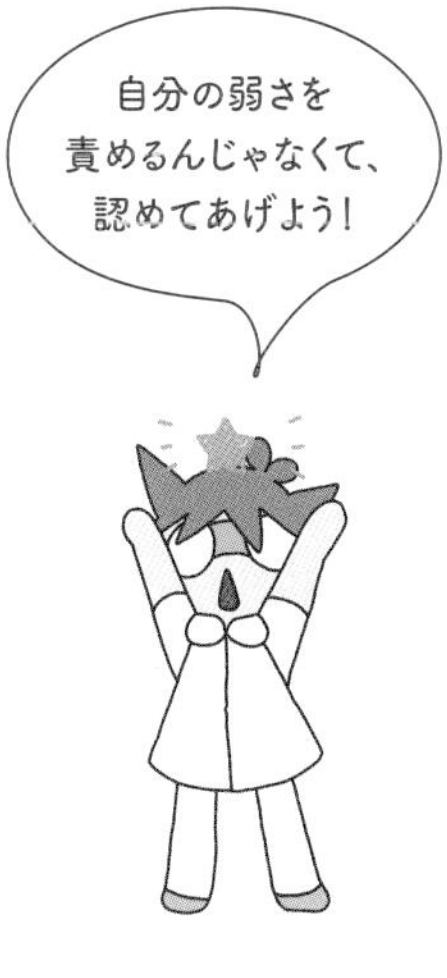
自分の弱さを責めるんじゃなくて、認めてあげよう！

自分のことを受け入れながら、自分ができていることをしっかりと見つめる努力を少しずつ積み重ねることが、いつか「自分の自信」につながっていくし、それができる人こそが「本当に強い人」なのかもしれないよね。

モチベーションの保ち方

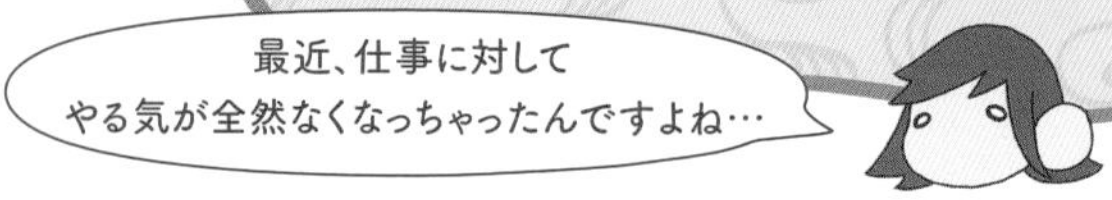
最近、仕事に対して
やる気が全然なくなっちゃったんですよね…

そう感じていること自体がとても前向き ときには自分が楽になるように視点を変えてみよう

毎日100%の仕事ができなくたっていい

「仕事へのやる気が出ない…」「どうしてもモチベーションが保てない…」。そういうときってあるよね。「仕事へのモチベーションが保てない」って悩んでいるあなたは、きっととてもまじめな人。これから先も看護師としてやっていきたい、そのためにどうすればいいかわからないって悩んでいるということでもあると思う。

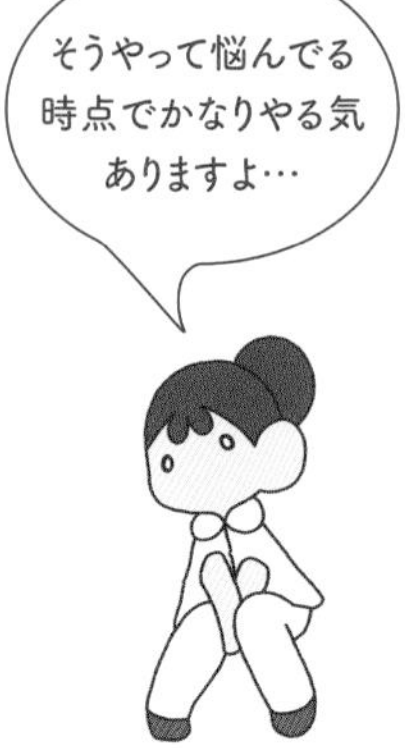
そうやって悩んでる
時点でかなりやる気
ありますよ…

これまで他の頁でも何度も言ってきたことだけど、看護師だって仕事のひとつ。だから、毎日上機嫌にやる気満々で出勤できなくたって大丈夫！

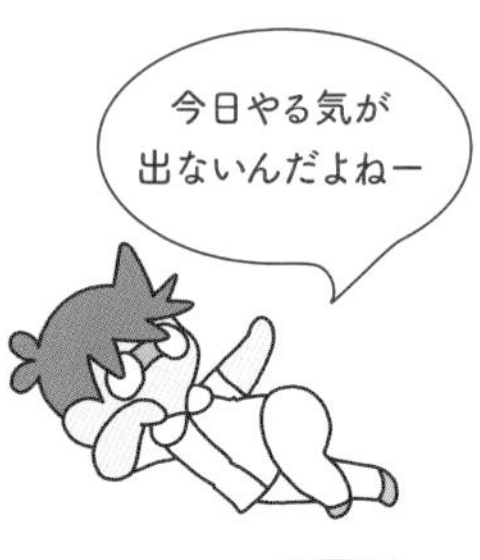
今日やる気が
出ないんだよねー

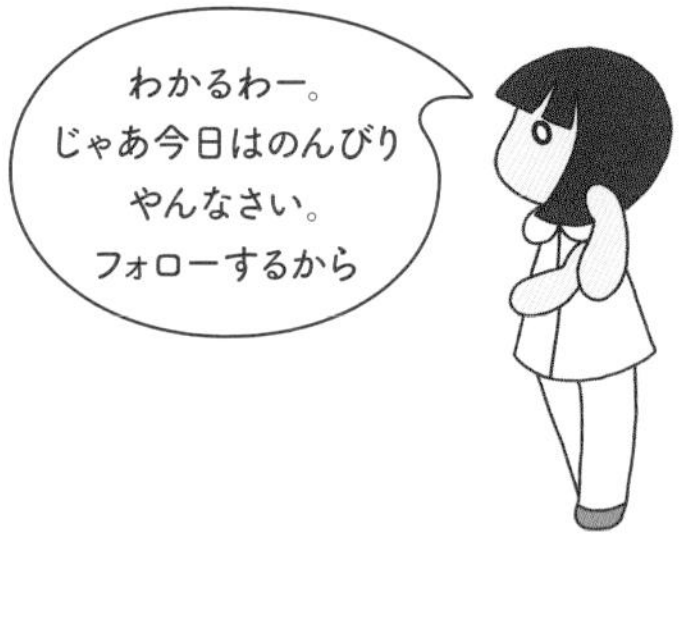
わかるわー。
じゃあ今日はのんびり
やんなさい。
フォローするから

右のナスさんとワカさんみたいに言い合える環境作りがモチベーションを保つためには大事なのかも。支えてくれる仲間がいると思えば、少し安心できるよね。**まずは、「いつも100%で仕事ができなくても大丈夫！」と自分を許してあげることから始めてみてほしいな。**

自分が楽になるように仕事をしたっていい

昔、後輩から「どうしてナスさんは、そんなに楽しそうに仕事してるんですか？」って聞かれたことがあって、びっくりしたことがあるの。実はその時期って、仕事のことも患者さんのことも、ほんとに大嫌いだったんだよね。嫌で嫌でしょうがなかったから、業務を他の人に投げてみたり、今思えば恥ずかしい話だけど、自分的にすごく手を抜いて仕事をしていたのね。でもそのとき、それまで一人で抱え込みすぎていたことにも気づいたんだよね。それからは「**これからも仕事を続けていくには、ときには楽になるように仕事をしたっていいんじゃないか**」って思えるようになったよ。

モチベーションを保つために、自分にご褒美をあげたりして甘やかすのもいいけど、それはあくまで一過性のものであって、先を見据えたものではないよね。人間だからいつでも上機嫌で、まじめに真摯に仕事に打ち込めるものではないし、そんなことを続けていたら人生どうにかなっちゃうよ（笑）。

だから、「モチベーションが保てない」って悩んでいる人は「自分が楽になるように仕事をする、そう考える自分を許してあげる」っていう視点を持ってみてもいいと思うよ！

看護・介護の仕事はめっちゃクリエイティブ！

患者さんのADLに合わせてレイアウトをデザインしたり、手の届く範囲でできることを増やすために、タオルや枕を駆使したり…看護・介護ってすごくクリエイティブな仕事だと思う。

車いすのストッパーにラップの芯をつけて、患者さん自身で操作できるようにしているのを見たときは感動したもん。

クリエイティブな仕事は、モチベーションがあがらないと良い仕事ができないのは当たり前。

だけど、クリエイティブなだけじゃできないのがこの仕事のつらいところ。

だから、周りの人の助けを借りながら、得意・不得意をカバーしあっていくのが大切なんだよね。

良い仕事ができれば、日々のモチベーションを保つことにもつながるよね！

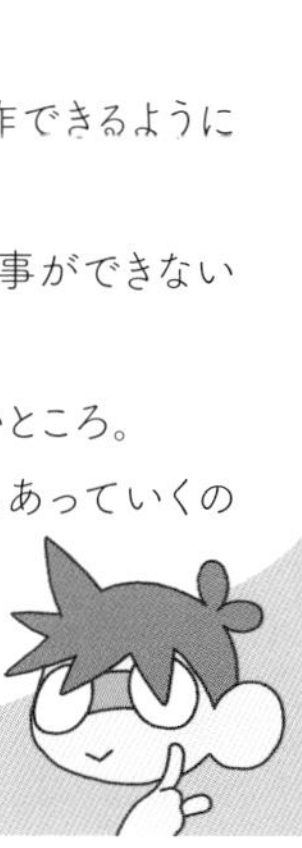

やる気のない自分に自己嫌悪

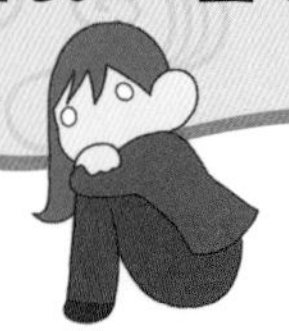
仕事から帰っても休みの日も、
やらなきゃいけないことはあるのにやる気が出ない…
はぁ、こんな自分嫌いです…

**やる気がない？
頑張るためのエネルギーが
不足しているのかも！
そんなときはインプットに
徹するのもひとつの方法**

「やろうという気持ちがある」だけでOK！

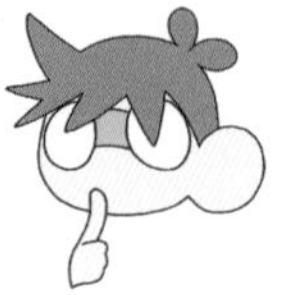
でも、本当に
やる気がなかったら、
「やる気がない」って
自己嫌悪になるかな？

その気持ちの正体は「エネルギー不足」かも。自分はやらなきゃいけないと思っている↓でも上手くできない・気持ちが続かない↓焦ってしまうけど、頑張るエネルギーも残っていない…というパターンは、結構多いんじゃないかな。

そういうときは「やろうという気持ちがある」だけでも、私は自分に満点つけちゃうよ！　甘すぎる採点かもしれないけど、自己嫌悪を重ねて時間を過ごすだけじゃ、ただただ疲れるだけだし、良い結果にもつながらない。「必要があればできるはず！」って考える人もいるかもしれないけど、**人間いつでもやる気満々！という風にはできてない**んだよね。

インプットだけの時期があってもいい

私の場合、インプットの時期とアウトプットの時期があって、どうしてもやる気がでないときは「今はインプットの時期なんだな」って思って、仕事以外のことでも、アニメを観たり本を読んだりすることに徹しているよ。そうしているうちに自然とアウトプットの時期が来て、「あ、やりたい、勉強したい」って、仕事をしたり動いたりすることへの欲求が来る。そのくり返し。

だから、「やる気がない」と思うときには、「今は休む時期、インプットの時期」と割り切って、**「できること・やりたいこと」に没頭してみる**のもひとつの手段かもしれないね。

リアリティショックの克服方法

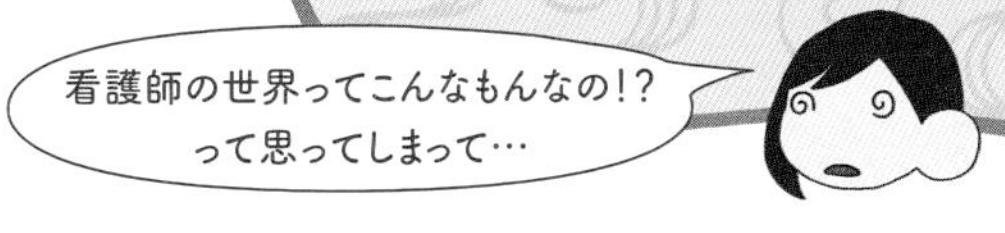
看護師の世界ってこんなもんなの!?って思ってしまって…

**理想があることは悪いことじゃない!
現実とのギャップを埋めるために
自分に何ができるかを考えよう**

看護の理想と現実

ドラマやマンガで見た救急医療は生死をかけるすごくかっこいいものだったのに、実際の救急の現場で見るのは高齢者の誤嚥性肺炎や、急性アルコール中毒みたいなのばっかりじゃん!とか、なんだかんだ厳しくも優しい看護師さんの世界を想像していたのに、実際は人の足をひっぱる陰口大会じゃん!とかね(笑)。

理想と現実のギャップに心が折れそうになってしまう「リアリティショック」。私も初めて入った病院で「ナースコールは患者さんが助けを求めているものだから、急いでとらなくちゃ!」と、ナースコールが鳴る度に緊張して取っていたら「いちいち緊張しなくていい!」と怒られたことが…。

現実を知ったうえで 理想のために努力してみよう

リアリティショックは高い理想と志を持った人ほど陥りやすいんだと思う。「こうあるべき」という思いが強い人というか…。もちろん、これが現実だから諦めろってことではなく、**現実を知ったうえで、その理想のために自分に何ができるか、どうやって働きかければよいか、人間関係をどう使っていくか**ってことを考えてほしいな。「こうあるべき」から「こうだったらいいな」って思えるようになると、行動につなげられるようになるかもしれないね。

そのためには、まずは一人前の業務をこなせるようになること。そして人間関係の構築。自分には自分の理想がある。でも、他の人は別の理想のためにできることをやっているかもしれない。そういうことをお互い知りあって、すり合わせていくんだよね。

そう考えたら、リアリティショックも悪いものでもないかもしれないね。

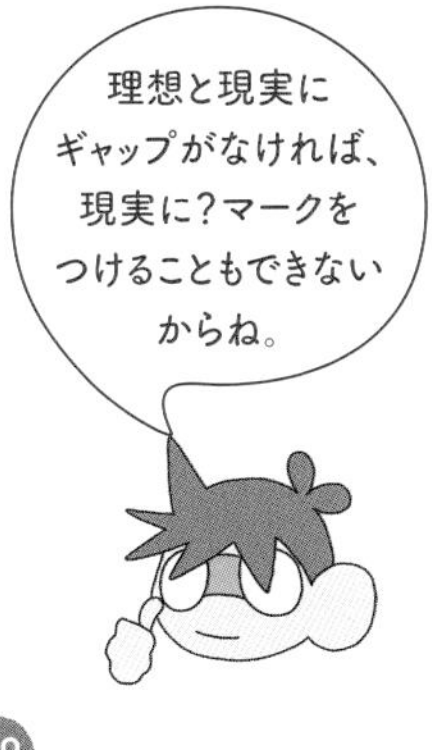
理想と現実にギャップがなければ、現実に?マークをつけることもできないからね。

嫌なことを忘れる方法

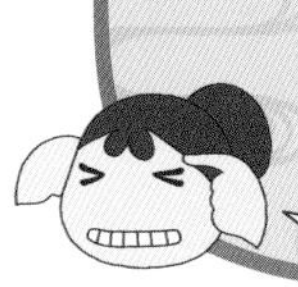
つい思い出しちゃってモヤモヤ…
これ忘れる方法ってないですか!?

完全に忘れるのは不可能だけど クリエイティブな作業に没頭して 上書きしちゃおう

嫌なことは別のことで上書きしちゃおう

嫌なことを完全に忘れるっていうのは無理！ どうしても心の底にこびりついていて、ふとした瞬間に思い出してしまうものなのよ（笑）。もちろん、嫌なことを「経験」として受け止める、っていう考え方もできるし、その経験が、次同じことが起こったときに生きることもあるんだけどね…。でも、嫌なことがあったときは大抵心が弱っているから、前向きに受け止めるのって難しいよね。だから、嫌なことを「忘れたふり」するために、別のことで上書きしちゃうのが一番生産的かなと思うよ。

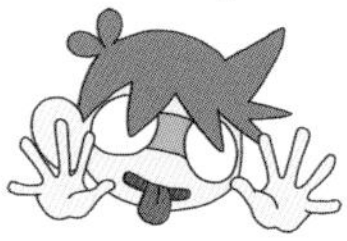
でも「忘れたふり」
はできるよ！

おすすめはクリエイティブな作業

私のおすすめは、**「何かを作り出すこと」**。クリエイティブな作業っていうのは、「できた！」っていう結果が目に見えるから、すごく救われることでもあるんだよね。クリエイティブっていうのは、絵や文章を描いたり、何か工作をしたり、っていうアーティスティックなことに限らず、料理や掃除も十分没頭できるクリエイティブな作業だと思うよ。

それから、運動もとてもいいよね！ 私はよく夜勤明けにジムに行って体を動かすんだけど、体を動かして汗をかくと「あ、あれ忘れたかも…」って、ちょっとのモヤモヤなら吹き飛んじゃう！ 痩せたり筋肉がついたり、見た目を変えるのもクリエイティブな作業なのかもしれないね。それでも、自分自身で抱えることができないような嫌な体験にとらわれてしまったら、医療機関や相談機関を訪ねてみようね。

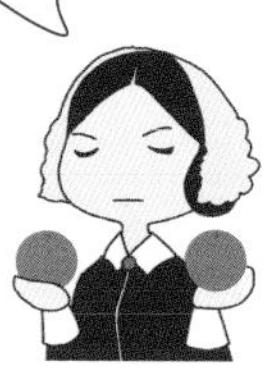
ナイチンゲール先生にも
「マーマレードを作り続ける」
っていうエピソードが
あったよ（笑）

メンタルヘルス

ストレスで過食してしまう・食事ができなくなってしまう

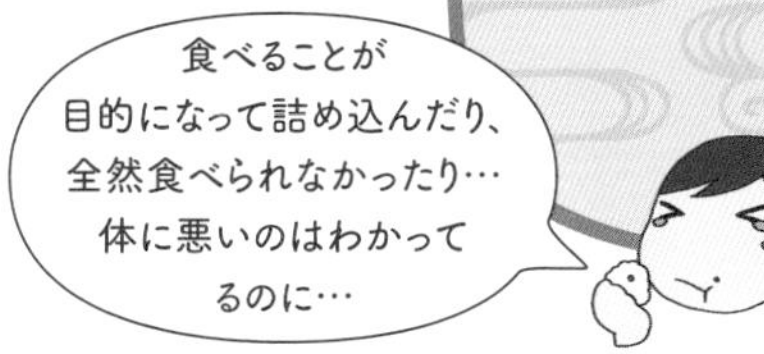
食べることが
目的になって詰め込んだり、
全然食べられなかったり…
体に悪いのはわかってるのに…

食事は自分を満たしてあげるための行動！
食事に＋αの要素をつけたすことで心をいっぱいにしてみよう

食事はカロリーを補給するだけのものじゃない

わかる！　私も就職して一年、まともな食事ができなくて、仕事中にぶっ倒れてそのまま胃カメラ入れられて、入院したよ…。

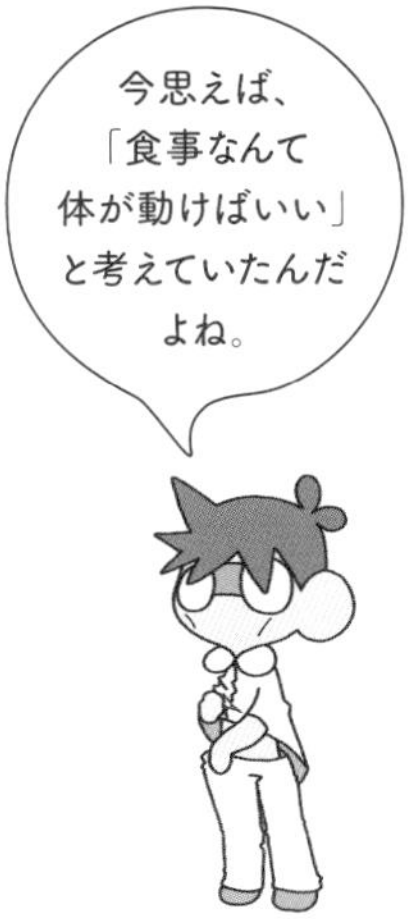
今思えば、
「食事なんて
体が動けばいい」
と考えていたんだよね。

楽しくない食事って、カロリー補給のための作業やストレスのはけ口になりがち。でも、食べることっていうのは、それだけじゃなく「**心も体も満たしてあげること**」だと思っているよ。

食事＋αで心を満たす食事をしよう

人間って心の余裕がないと生きていくのは大変なんだと思う。きちんと食べて、休んで、ばっちり遊んで、自分を満たしたうえで仕事に臨む。そうじゃないと弱っている人を看続けるこの仕事で、自分の心が病んでしまうのは当たり前だよね。

一人でも、晴れた日に散歩して見かけた素敵なカフェで飲む一杯のコーヒーや紅茶って、お腹は膨れなくても心が満たされる感じがするでしょ？　私はお気に入りのパン屋さんでパンを買って、河原でコーヒーと一緒に楽しんだりするよ（笑）。

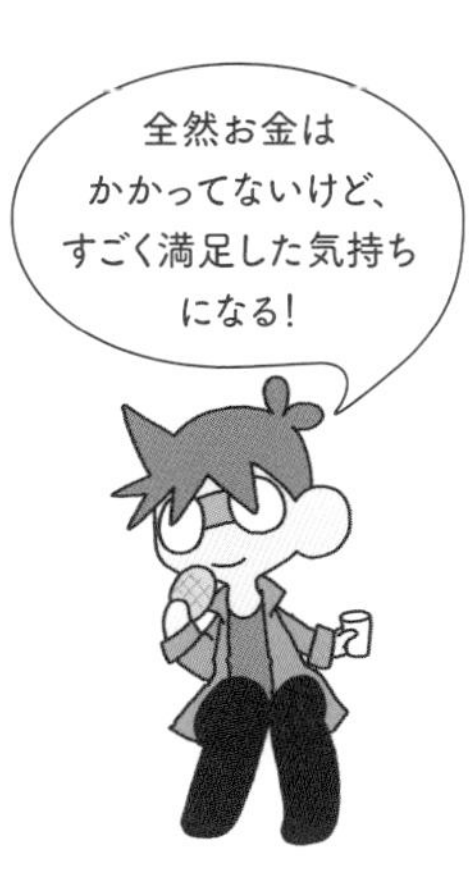
全然お金は
かかってないけど、
すごく満足した気持ち
になる！

そうやって**食事に＋αの要素をつけ足す**ことで、「心を満たすための食事」を楽しむことから試してみたらどうかな？

でも、拒食・過食が習慣化してしまったり、体に影響が出てくるようになったら、無理せず医療機関や相談機関を訪ねてみようね。

精神疾患からの復職

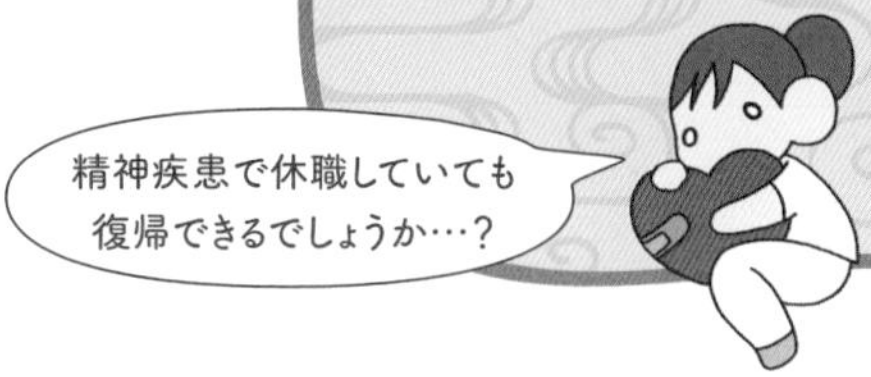
精神疾患で休職していても
復帰できるでしょうか…？

まずは、心の回復に専念してね
周囲も疾患を理解して協力できるといいね

心の不調は案外身近なもの

まず、鬱病などの**精神疾患は誰もがなる可能性がある、ということを覚えていてほしいな。**今これを読んでいるあなたも、将来的に発症してしまうかもしれない。

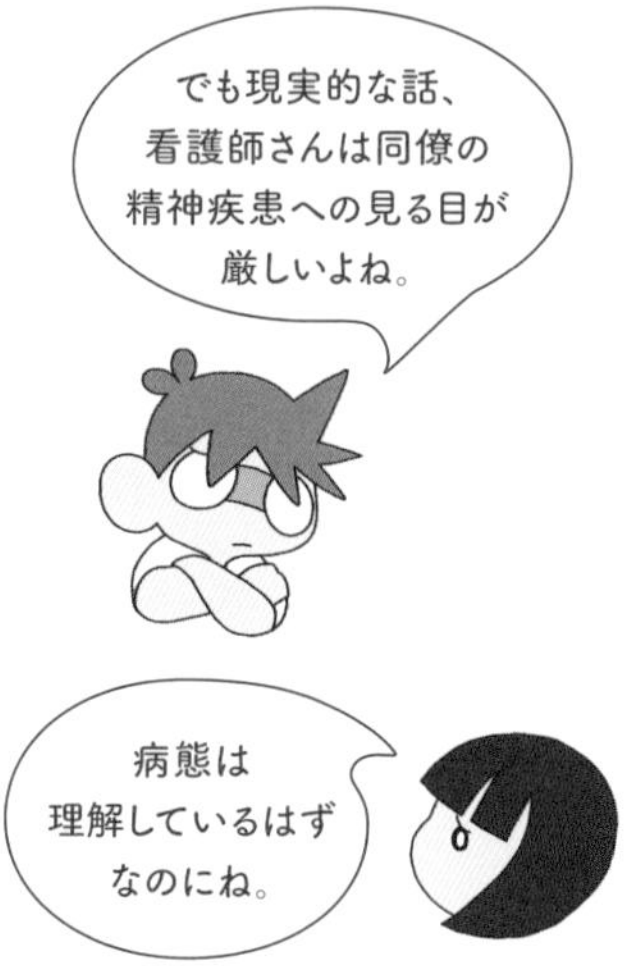
でも現実的な話、
看護師さんは同僚の
精神疾患への見る目が
厳しいよね。
病態は
理解しているはず
なのにね。

精神疾患による休職やそこからの復職って、本人にとっては同僚や職場に対して迷惑をかけてしまったんじゃないか、っていう気持ちがあって、それも復職へのハードルになってしまうよね。一方で、その人を受け入れる職場の人たちも、そもそも精神疾患への理解が乏しかったり、理解していても休職の影響で自分の業務負担が増えてしまっていたりすると、その人に対して批判的な気持ちを持ってしまうことがあるんだよね。

復職しようとする人へ

決して「自分が弱いから病気になったんだ」なんて思わないでね。他人からの批判が一番怖く感じてしまうかもしれないけど、他人からの批判なんて別の人からの評価でひっくり返るものだからね。「人から評価されるために頑張る！」じゃなくて「自分自身のためにちょっと一歩踏み出してみよう」と考えてほしいな。

そして**仕事への復帰のタイミングは、「エネルギーが十分に溜まった」と感じられるようになって、働くことへの意欲が出てきてから。**焦りで動いてしまっては、また同じことのくり返しになってしまって、誰もハッピーにならないからね。

復職する人を受け入れる人へ

はじめにも書いけど、「精神疾患は誰もがなる可能性がある」ということを覚えておいてね。精神疾患を患った人は、心の不調が原因で体が動かないときもあると思うけど、それは、疾患によるものであって、「ずるい」訳でもないし、本人に「やる気がない」訳でもない。だから、**周囲の人もそれをきちんと理解して、まずは回復に専念してもらうことが大切**なんだよね。

でも、「病気だからしょうがない」だけでは、納得できないこともあるかもしれないよね。**病気に限らず「他人のことが気に入らない」と感じるときは、「自分がきちんと満たされているか」**（↓40頁「認知症の患者さんに優しくできない」）**を見直してみる良い機会**かも。忙しい環境で、人によってこなせる範囲が違いすぎて理不尽を感じてしまうときもあるかもしれないけど、そういった理不尽も自分を満たしてあげることで、少しは楽に受け止めることができるようになるかもしれないよ。

他人を許すことができない人=他人が気になってしょうがない人

精神疾患に限らず、家庭の事情とかで職場に影響を与えてしまうのは、誰にでも起こりうること。

なのに、「あの人は休んでばかりでずるい！」って批判をする人は、「他人を許すことができない人」なのかも。

それに、「自分が同じ状況に置かれたときにどうなるか」って想像力がなかったり、「他人が得することが自分の損につながる」って考えているんだろうね。

こういう人って他人のことが気になって気になって仕方がなくて、批判ばかりしてしまうんだよね。

でも、「批判される側」が自分だったときのことを考えてみれば、おのずと答えは出てくるはずだよね。

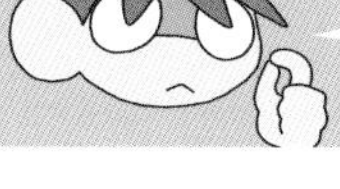

メンタルヘルス まとめ

自分の居場所を作ろう

仕事で頭がいっぱいになると、心にも余裕がなくなってきちゃうよね。

そうすると、どうしたって理不尽を多く感じたり、批判的に物事を考えて、自分で自分を追い詰めるようになってしまうもの。

だから、プライベートな時間には仕事のことを忘れて、好きなことや楽しいことで自分を満たしてあげることも大切。


そのためには、「仕事以外の自分の居場所」があるといいよね。

家族や恋人、飲み仲間、学生時代の友人、SNSみたいなコミュニティでもいいし、人と関わることが苦手な人なら、没頭できる趣味とかでもいいと思うの。

とにかく、**仕事とは全然違うところに自分の居場所を作ろう**。


これまで、この本のいろいろなところで「自分で自分を認めてあげること」が大事って書いてきたけど、実際にはそれが難しいときだってあるよね。

そんなとき、コミュニティの中の人に認めてもらうことで、「私はここにいてもいいんだ」って思えるようになるかもしれない。

趣味に没頭することで得られた何かから、自分を認めてあげることができるようにかもしれない。


こんな風に、**職場ではつらい思いをしていても、「私には○○という居場所がある！」って思えるだけで乗り越えられるものもある**と思うよ。

仕事をきちんと頑張るためにも、仕事以外の居場所を作る努力がときには必要なんだよね。

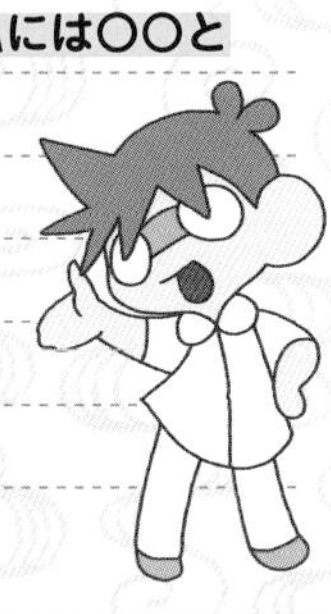

COLUMN

「看護師に向いていない人」はいるのか？

「私って看護師に向いていないんじゃないか」って悩む人も多いよね。

そもそも、「看護師に向いている人」ってどんな人だろう？複数のことを並行してできたり、勤勉だったり、人の気持ちを察するのが上手だったり？

確かに看護師として「有利」だけど、「向いている」っていうのとは違うんじゃないかと思うんだ。

そういう人は、看護師以外にも向いている気がするしね（笑）。

じゃあ、逆に「看護師に向いていない人」ってどんな人だろう？あえて言うなら、「コンプライアンスを守れない人」は、向いていないのかも。

「法律や規則を逸脱しない」ということは当然だけど、「嘘をつかない」とか「人を騙そうとしない」っていうのも大事。

どんなときでも「ルールは絶対に守らなきゃ！」ってことじゃなく、「常識の範囲内で逸脱しない」ってことね。だから、「人として当たり前のこと」を守れるならどんな人でも大丈夫だよ。

単純に「こういう人が向いている／向いていない」ってことじゃなくて、「○○な場面では自分の△△なところが生かせる」みたいに、自分が持ってる特長を知ることで、前向きに考えられるといいよね。

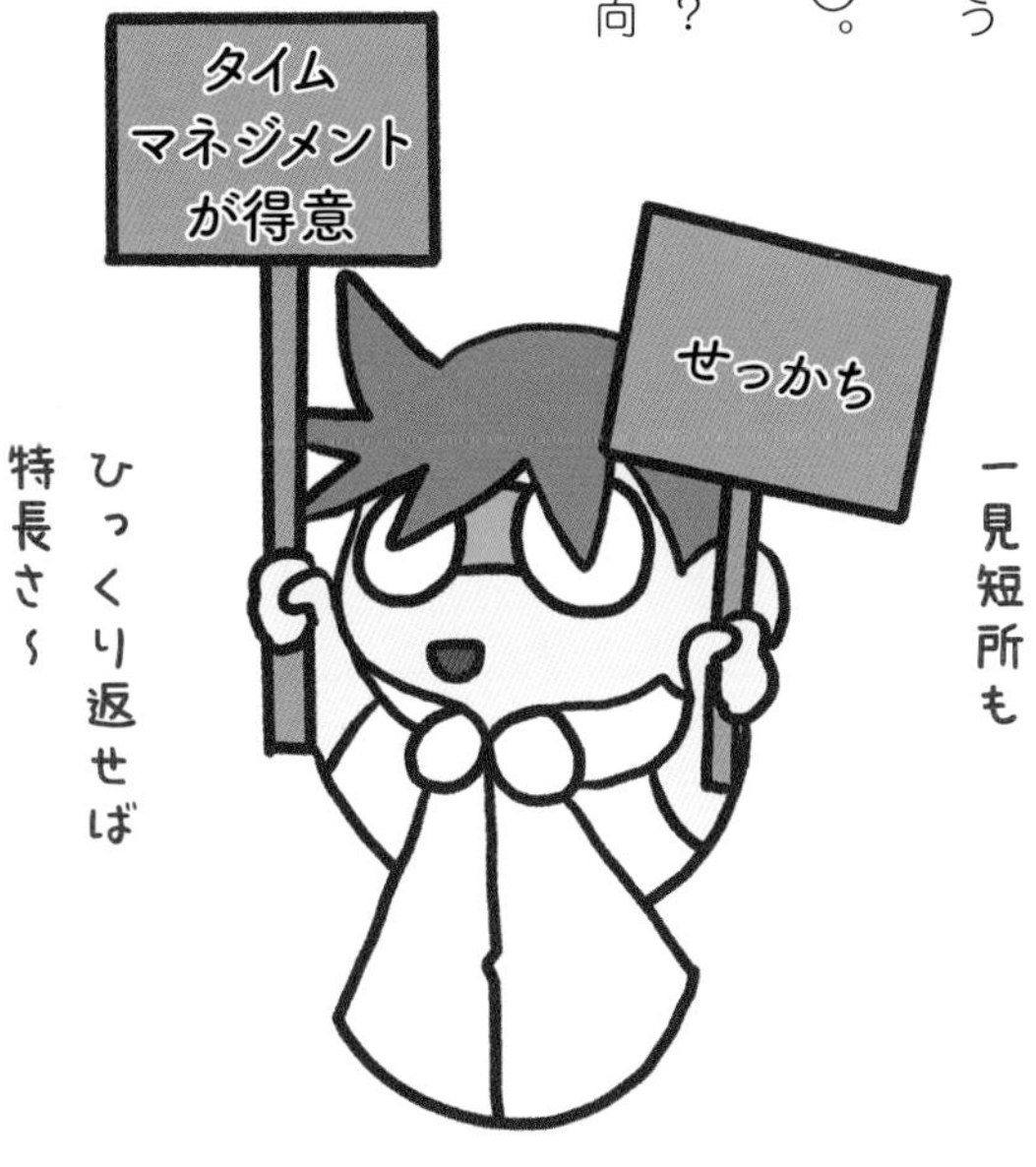
タイムマネジメントが得意
せっかち
一見短所も
ひっくり返せば特長さ～

生活リズムの整え方

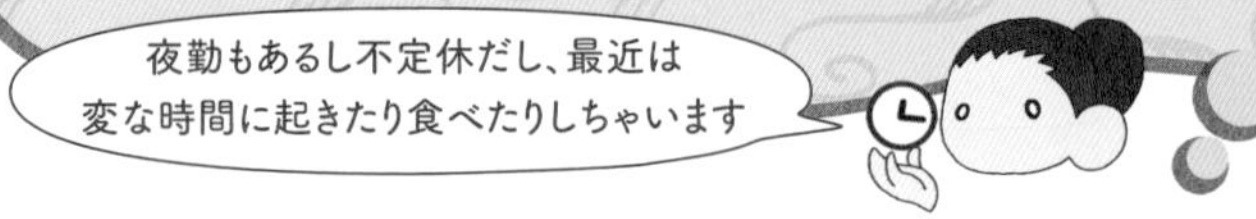
夜勤もあるし不定休だし、最近は
変な時間に起きたり食べたりしちゃいます

**食事の時間と休む時間をずらさないこと
体力に任せて無理すると、
将来的に影響が出ることもあるよ**

人間らしい生活リズムは維持しよう

二交代や三交代、ときには変則的な勤務もあって、崩れがちな生活リズム…。若い頃は体力の続くままになんとかなったりしちゃうけど、年齢を重ねるごとにつらくなってくるよね（笑）。崩れた生活リズムのままで過ごしていると、精神状態に影響が出たり、将来的に体にも影響が出る可能性もあるから、なんとか**人間らしい生活リズムで過ごす**ことをおすすめしてます。

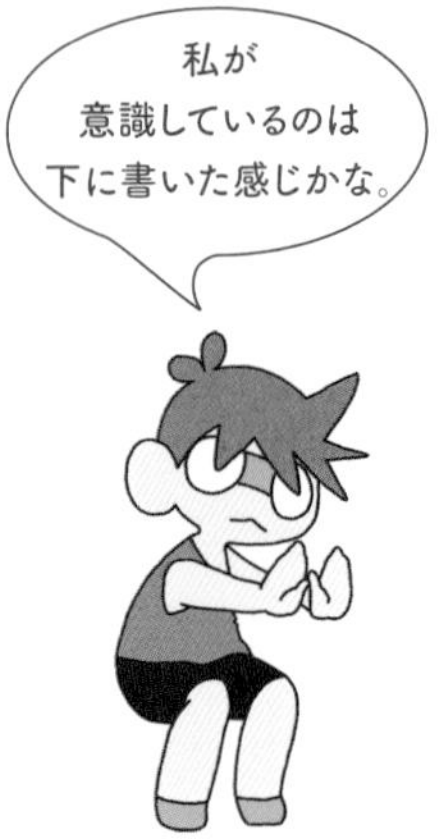
私が
意識しているのは
下に書いた感じかな。

ナスさんがふだん心がけていること

- 夜勤前日の夜はあえて夜ふかしをして、昼に眠れるようにする
- 夜勤当日の朝も、きちんと普段通りの時間に起きて朝食をとってから仮眠する
- 夜勤入り前はなるべく日光を浴びない
- 夜勤明けでは必ず運動をしたり、日光を浴びる時間を作る
- 夜勤明けで帰ってきても、眠りすぎない（遅くても明けの16時頃には起きて夕食をとる）

「夜勤入りの日はしっかり休んで仕事に臨む」「明けは体力を使い切ってから短時間休んで、ふだんのリズムを崩さない」ことを心がけているよ。これは三交代でも同じ。

「食事の時間をずらさない」ことと、「睡眠時間をきちんと区切って確保する」ということをまずは目標にしてみたらいいかも。

体調管理

疲れていても仕事以外の時間をつくるには

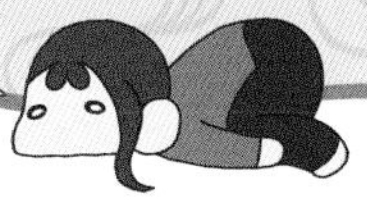
帰っても疲れてばたんきゅー…
こんなんじゃ別のことをする時間
なんて作れません！

休む時間も動く時間も有限
休むときは心おきなくしっかり休む！

時間を作らなきゃって思うけど…

私は病院勤務と漫画や物書きの仕事を同時にしているけど、そんなことを続けていると「なんとか時間を作らなきゃ…」と感じるときもある（笑）。でも、仕事終わりはとても疲れて、休みの日も疲労回復のためにただただ寝て過ごしてしまうこと、あるよね。ときにはそういう時間も必要だと思うけれど、「今日は何もできなかった」っていう自己嫌悪がすごい！

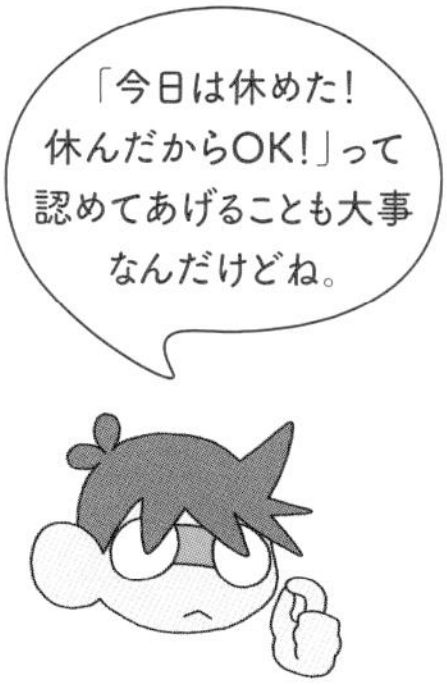
「今日は休めた！
休んだからOK!」って
認めてあげることも大事
なんだけどね。

休む時間をきちんと確保して、その時間は心おきなくしっかり休もう

時間を上手に使うために、**私が欠かせないと考えているのが「休む時間」**。勢いに任せて動き続けると、疲れが溜まってしまって全く動けなくなる時間が長くなっちゃう。**だから、「動いた時間に応じて休む」をモットーにしているよ。**夜勤明けは短時間でも睡眠時間をしっかり確保して、休みの日も「午後は2時間だけ寝る！」と決めたら、その時間は心おきなく休むようにしているよ。

時間は無限ではないから、「動いたら休む、休んだら動く」を心がけて、動く時間と休む時間を意識することで、仕事以外にも時間を上手に使えるようになるかも。

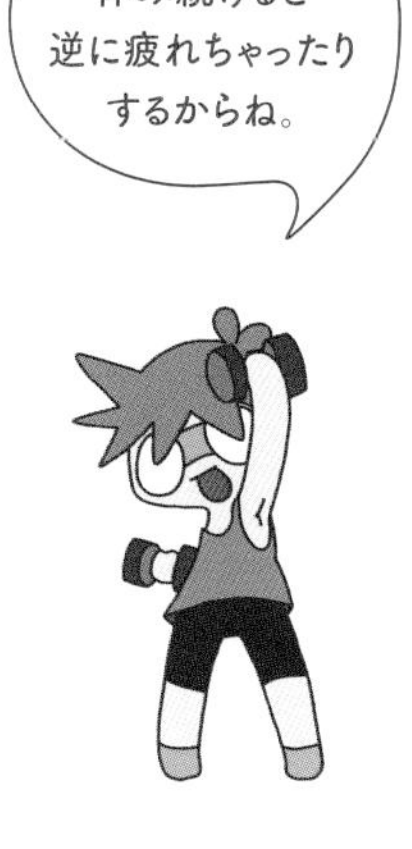
何もせず、
休み続けると
逆に疲れちゃったり
するからね。

体調管理 まとめ

生活を整えることが良い仕事への近道！

看護師も人間だから、「休む、食べる」という生活の基盤がしっかりしていないと、自分の機嫌はとれないし、良い仕事もできるわけないよね。

「勤務が不規則だから…」とそこで自分を甘やかすのは、逆に自分のためにはならないんだよね。


「若いうちは勢いで動けてしまうものだけど、年をとったら…」なんて、いろんな人が言うからもう耳にタコだよね（笑）。

確かに勢いで動けるうちに動く経験をしておくのも、とても大切ではあるんだけど、女性の場合、ストレスや生活リズムの乱れからくる生理不順とかを放置したまま働いている人も結構いるんだよね。

それは将来的に絶対に良いことにならないから、やっぱり自分の体は大切にしてほしいと思うよ…。


それに「休む、食べる」がしっかりしていないと、心にも影響が出てきちゃうよね。

自分の欲求が満たされないと、精神的に不安定にもなるし、いつか仕事自体が続けられなくなるようなことにもなりかねない。

だからこそ、**休む時間・食べる時間をしっかり確保して、心と体を整えて仕事に臨んでほしい**と思っているよ。

「最近、なんだかうまくいかない」と感じている人は
良い仕事をするために、一度生活を見直してみよう。

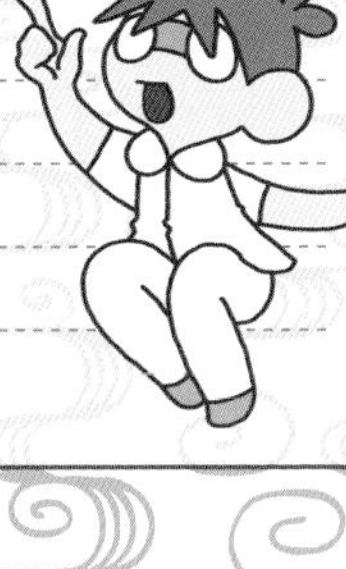

COLUMN

ナスさんの仕事中の必需品は？

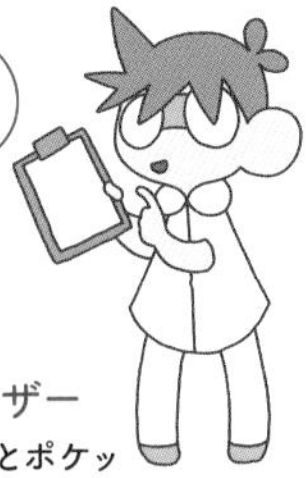

あとは、コーヒーが入ったマグボトルとエナジードリンクも必需品だね

［ポケットオーガナイザーの中身］

- 黒2本赤青のノックペン
- 油性マジック
- 赤マジック
- 蛍光ペン
- はさみ＋びょーんてするやつ
- 点滴用のテープ＋びょーんてするやつ
- ペンライト
- 瞳孔と意識レベルのスケール

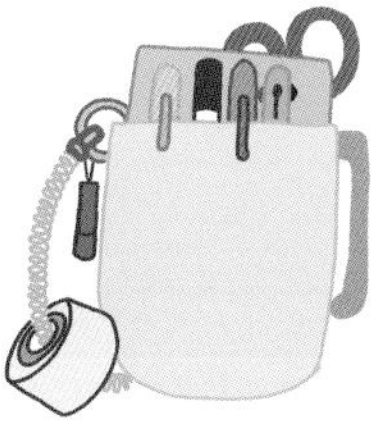

ポケットオーガナイザー
ペンをそのまま入れるとポケットが汚れるから、文房具がまとめて入るものを使っているよ

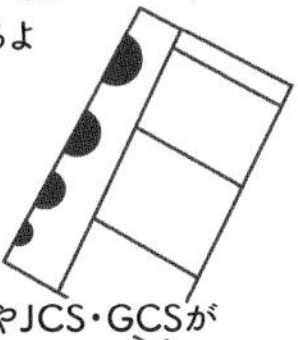

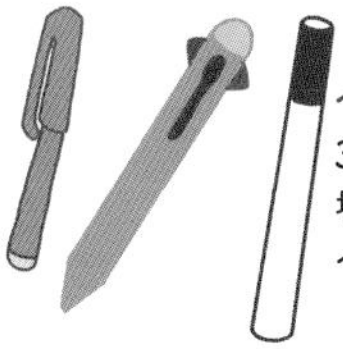

ペン各種
3色ペン、油性マジック、赤マジックなど…
場面によっていろいろ使い分けているよ
ペンにこだわりのあるナースも多いよね

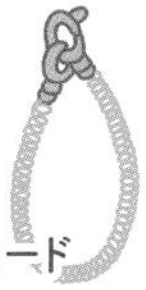

スケール
瞳孔スケールやJCS・GCSが一緒になっているもの
科によってよく使うスケールは違う
新人ちゃんだと点滴滴下数を計算するスケールを使うことも多いかな

スプリングコード
通称：びょーんてするやつ
テープやはさみ、ペンライトをぶら下げることが多い

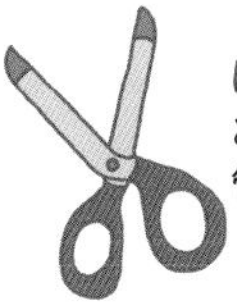

はさみ
とにかくいろんなものを切る
管理は厳重にね

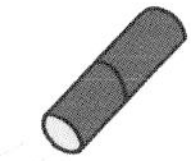

ペンライト
夜勤のラウンド時には必須
瞳孔を見るのにも使うから、光は弱め

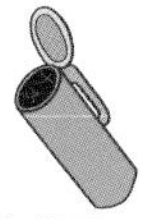

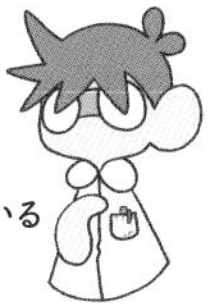

印鑑
サインをする機会が多いので
常に胸ポケットに入っている
なので、胸ポケットはいつもうっすら赤く汚れている
蓋が外れるタイプは高確率で蓋がなくなるので
ワンタッチタイプが人気

聴診器

〈首にかける派〉
割とスタンダード
ICTに見つかると怒られる

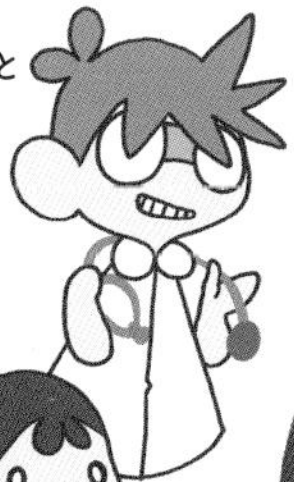

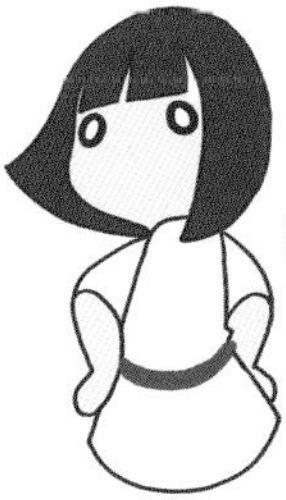

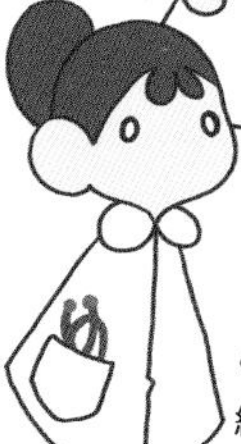

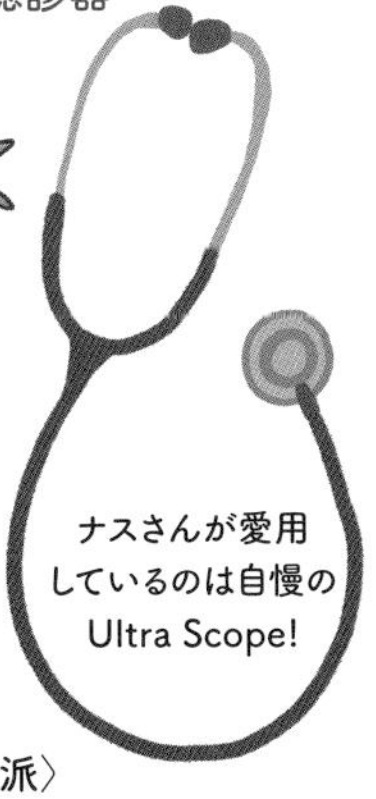
ナスさんが愛用しているのは自慢のUltra Scope!

〈腰に巻く派〉
中堅以上の人に多いイメージ
もちろんスリムじゃないとできない

〈ポケット派〉
細かいことを気にしない人に多いイメージ
ポケットにアルコール綿が入っていることも多い

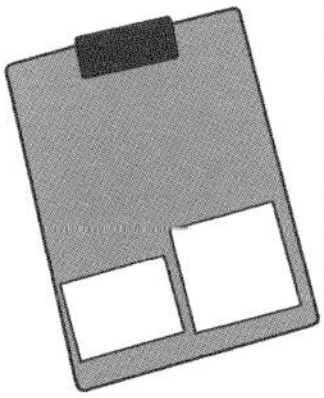

クリップボード
通称：バン
その場で立ってメモをしたり、情報を持ち歩くのに欠かせない
素材も形もナースによってこだわりがあるよ！

必要なスケールが貼ってあったりする

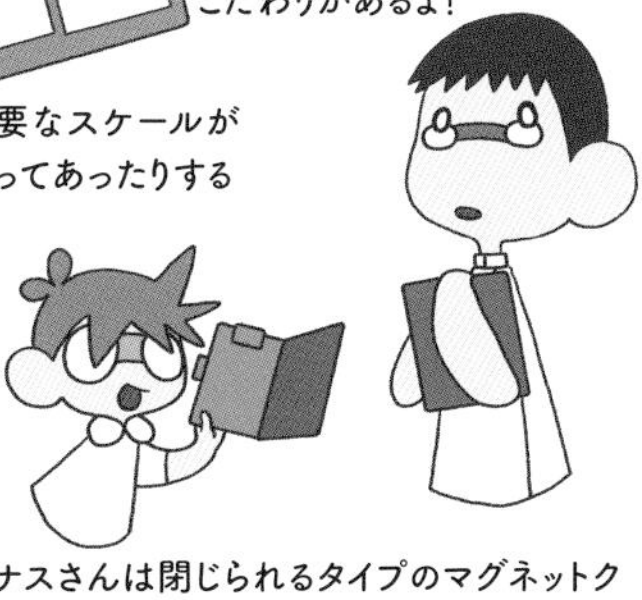

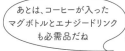

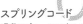

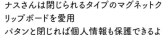

ナスさんは閉じられるタイプのマグネットクリップボードを愛用
パタンと閉じれば個人情報も保護できるよ

いろんなナースを分類してみた。

その1 男性看護師

お調子者系

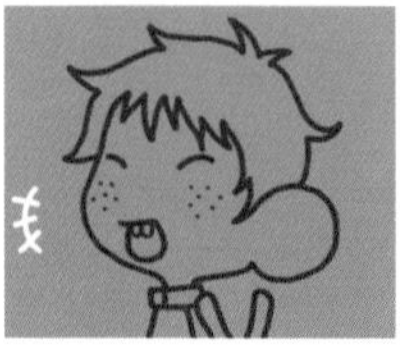

「**女ばっかりだからモテそう**」っていう理由で看護学校に入ったタイプ。

現実を見て、看護師ではなく医療事務さんや歯科衛生士さんを狙うようになる。

人なつっこいので、やっぱりそこそこモテる。

医師におごってもらうのも得意。

同じ職場のスタッフからは、すでに男として見られていない。

マルチタスク苦手系

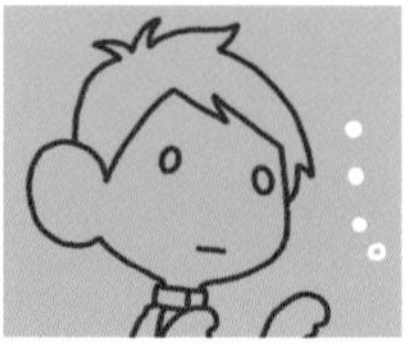

キャパシティが極狭。

同時にいろんなことを言われると、**ういーん…かりかりかり…**って音がする。

メモリがすぐいっぱいになっちゃう。

ケアや対応はとても丁寧だけど、こだわりが強かったり、潔癖だったりする面もある。

そう、そんな君に向いているのは集中ケアだ!

筋肉至上主義系

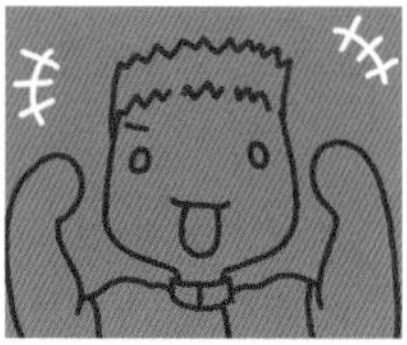

なぜ、人は筋肉を求めるのか。

とにかく鍛えるのが好き。

ストイックなので、専門領域を極めるのも好き。

リハビリさん、特にPTさんと仲が良い。

自転車率高し。

夜勤のときの食事は**サラダチキンとプロテイン**。

観察ニヒル系

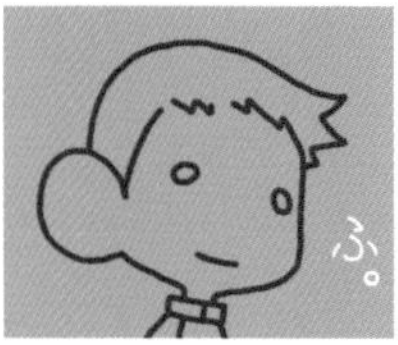

女性だらけの職場でいろいろ達観しちゃった人。

嫁も看護師率が高かったりする。

普段無口だけど、**しゃべるとめちゃくちゃ面白い**。

人と違うところをよく見ている。

女子会に参加していても違和感がない。

男として見られていなさすぎて、たまに「俺、子ども産める気がする」とか言い出す。

意識高い系

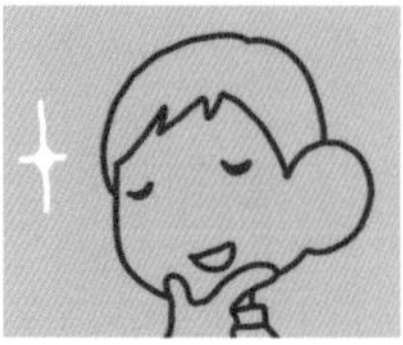

女性のなかで揉まれすぎていろいろこじらせちゃっていることが多い。

教育好き。

たまに上から目線だったりするので、女性スタッフからの評判は良くないことが多い。

実は、男性スタッフのなかで一番男としてギラギラしている。

リンクナースや係を自ら引き受けてくれる面も。

女に揉まれるために生まれてきた系

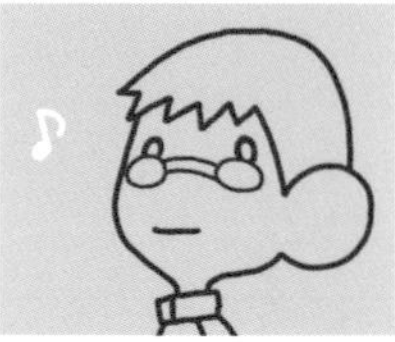

穏やかな笑顔で、いるだけでぬるぬると女性同士のピリピリを解消してくれる**コミュニケーションの鬼**。

でも、実は腹黒かったりする。

彼女の存在は全開にするかひた隠しにするかのどっちか。

「女は怖い」を誰より知っている。

自炊率高し。

その2
先輩看護師

プロのサポーター系

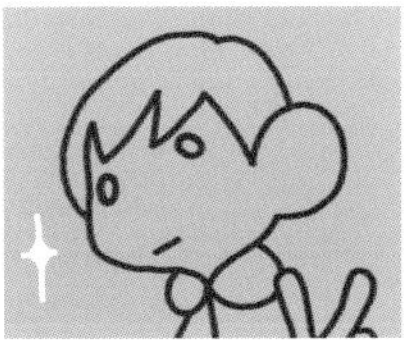

先回りのプロ。**戦場ならスナイパー**。
業務が重なると、いつの間にかいくつか終わらせておいてくれる。
決して目立たないが、重要なポジションを守り続けている。
いるといつの間にかサマリーが終わっているし、この人から引き継ぐと患者さんもなぜか穏やか。

観察者系

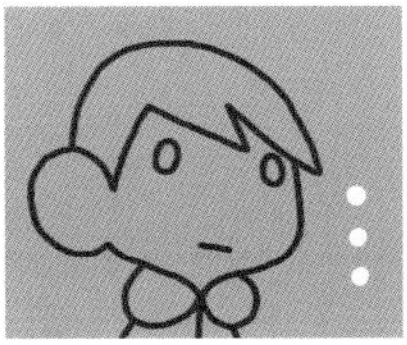

慌てず焦らず、常に飄々として、人のことをよーく見ている。

いろんな噂も聞こえているけど、全て胸にしまっている。

急変時は黙々と動く。

たまに口を開くとおもしろいことを言うが、自覚はあまりない。

男性看護師にも一定数いるタイプ。

クール系

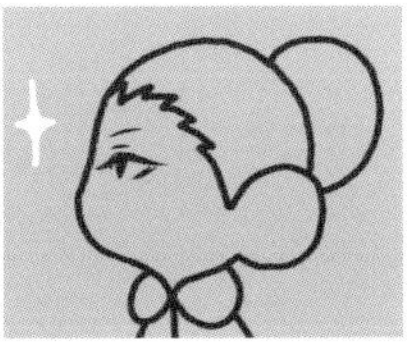

メイク強めで一見怒っているように見える…けど別に怒ってない。

初対面で誤解されやすいけど、本人もそれをわかっている。

患者さんにはめっちゃ優しい。

厳しいけど、話すと熱い思いを持っていたりする。

何があってもメイクは崩れない。入浴介助でも崩れない。

手抜きが上手系

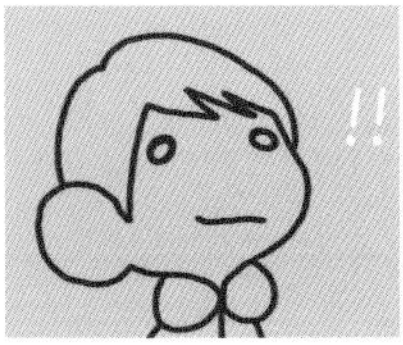

「いつ終わったの?」ってくらい**手も記録も早い**。

時間配分がうまいせいか、手を抜いているようにも見える。

体育会系のシンプル思考だから、判断も早い。

せっかちでちょっとガサツなところもあるから、目をつけられがち。

「めんどくさい」って言ってる時間がもはやもったいない。

病棟の母ちゃん系

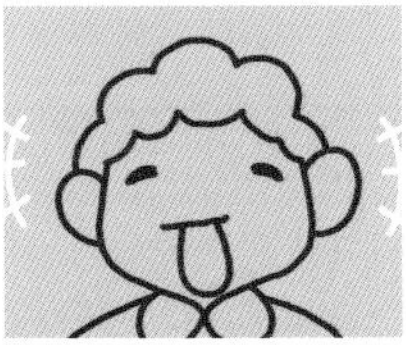

母ちゃん。ママでも母でもなく、母ちゃん。
経験年数40年超。
でも**決して威張らず**
若手とも同じ目線で話をしてくれる。
新人ちゃんの相談窓口になっていることも。
昔は怖かったらしく、たまに異常にビビってる医師がいる。
この人が「大丈夫」って言ったら絶対大丈夫。

宴会部長系

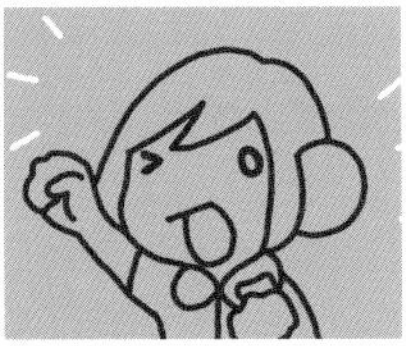

「飲み会やりたいな」って一言を聞くと、元気が出ちゃう。

ときどき声が大きくて怒られる。

病棟のムードメーカーだけど、実は思い詰めるほど真面目な一面も。

プリセプターになると、新人ちゃんとも一緒に悩んでくれる。

思いが強すぎてたまに医師とぶつかる。

穏やか系

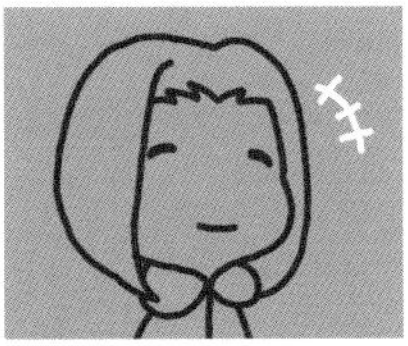

コミュニケーションのプロ。

医師とも笑顔で上手に橋渡しをしてくれる。

フリーで動くとスタッフの動向すべてに気を配っているから、フォローのタイミングが神がかり。

でも毒舌。ときどき笑顔でドキッとすることを言うから心臓に悪い。

医師もこの人の前では強気に出ない。

表情少なめ系

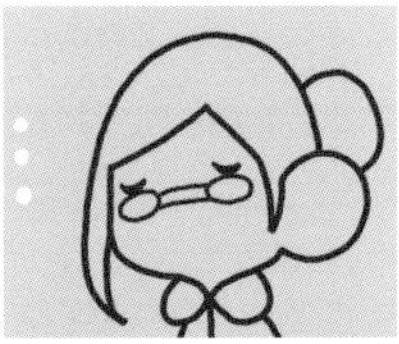

スタッフのことも患者さんのこともきちんと見ているが、余計なことを言うとロクなことがないと知っているので口数は少ない。
でも、**実は結構毒舌**。
たまに笑ってくれるとめっちゃうれしい。
「手抜きが上手系」とはちょっとテンポが合わないなと思っている。

その3
オチュボネ看護師

無視系

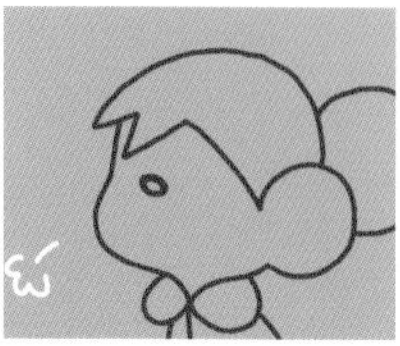

気に入らないことがあると、なにも聞こえなくなっちゃう。
気に入られないと「私、透明人間だったかな？」ってくらい返事がもらえない。
たまに返事があっても、かぶせ気味の短い返事で威圧してくる。
「聞いてません」とか言われるとつらい。

スピーカー系

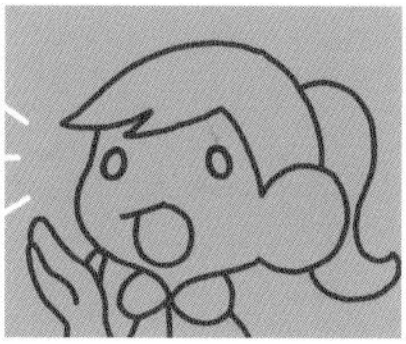

業務・プライベート問わず**人のことが気になってしょうがない**。
「〜って聞いたよー」と根も葉もない噂をバラまく。
他人の情報収集にも余念がない。
仕事はしなくても、他人の話はしたい。
他病棟に謎の人脈を持っているが、多分信用されてないぞ、あんた。

感情爆発系

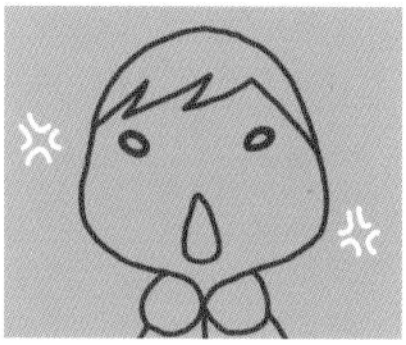

とにかく感情が全面に出がち。
「できるわけないじゃなーい！」と日々病棟で不満をぶちまける。
…が、本当に怒っているのではなく、「怒っている私を見て」だったりすることも多い。
承認欲求高めなので、「あなたじゃなきゃ」の一言を実は求めている。

働きたくない系

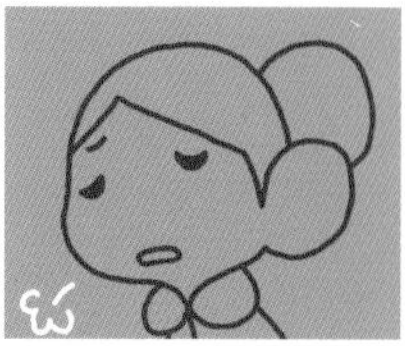

とにかく働く意欲が低い。
「なんもしたくねー、動きたくねー」「手順変わるとかありえねー」「あの子全然働かないじゃん」…とにかく**すべてに文句をつける**。
働きたくないあまり、周囲に業務を押し付けることで「察してちゃん系」にチェンジすることも。
なにしに来てんだ。

アップデートしない系

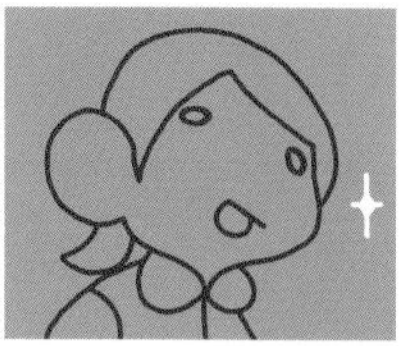

「根拠は経験！」と固く信じ、**昭和くらいの知識で振り回してくれる**。
新人ちゃんに質問されると逆ギレを起こしたりする。
「私のころは〜」という根拠で、新人ちゃんに無茶振りする。
マジ今令和。

裏ボス系

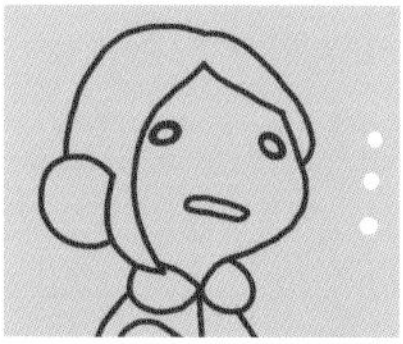

サル山のサルのごとく派閥を形成するのが存在意義（管理者ではない）。
休憩室の席が決まっていることも。
病棟全員が彼女の顔色を伺っており、**このタイプに嫌われると「病棟で生きていけない」**という伝説すらある。

察してちゃん系

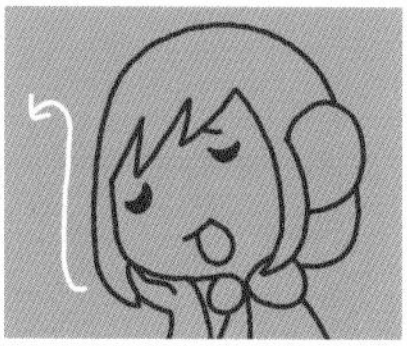

「人がやって当たり前、私が負担を抱えない業務を」がモットー。
便が漏れているシーツの交換とか自分以外がやるべき。
でも言葉に出さずに、周りに**自主的に気づいてほしがる**。
「私、これから透析出しと退院出しもあるんだよねー（チラッ）」。

マウンティング系

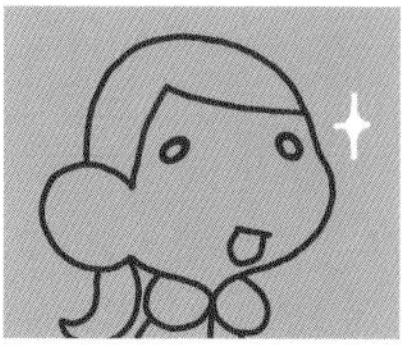

資格を多く持っていたりもするけど、「人にマウントを取るための資格」なこともある。
「これって常識じゃないんですか？」とか言う。
転職すると、「前の病院では〜」と言いがち。
実務経験が伴わないまま管理者になると、ちょっと扱いづらい。

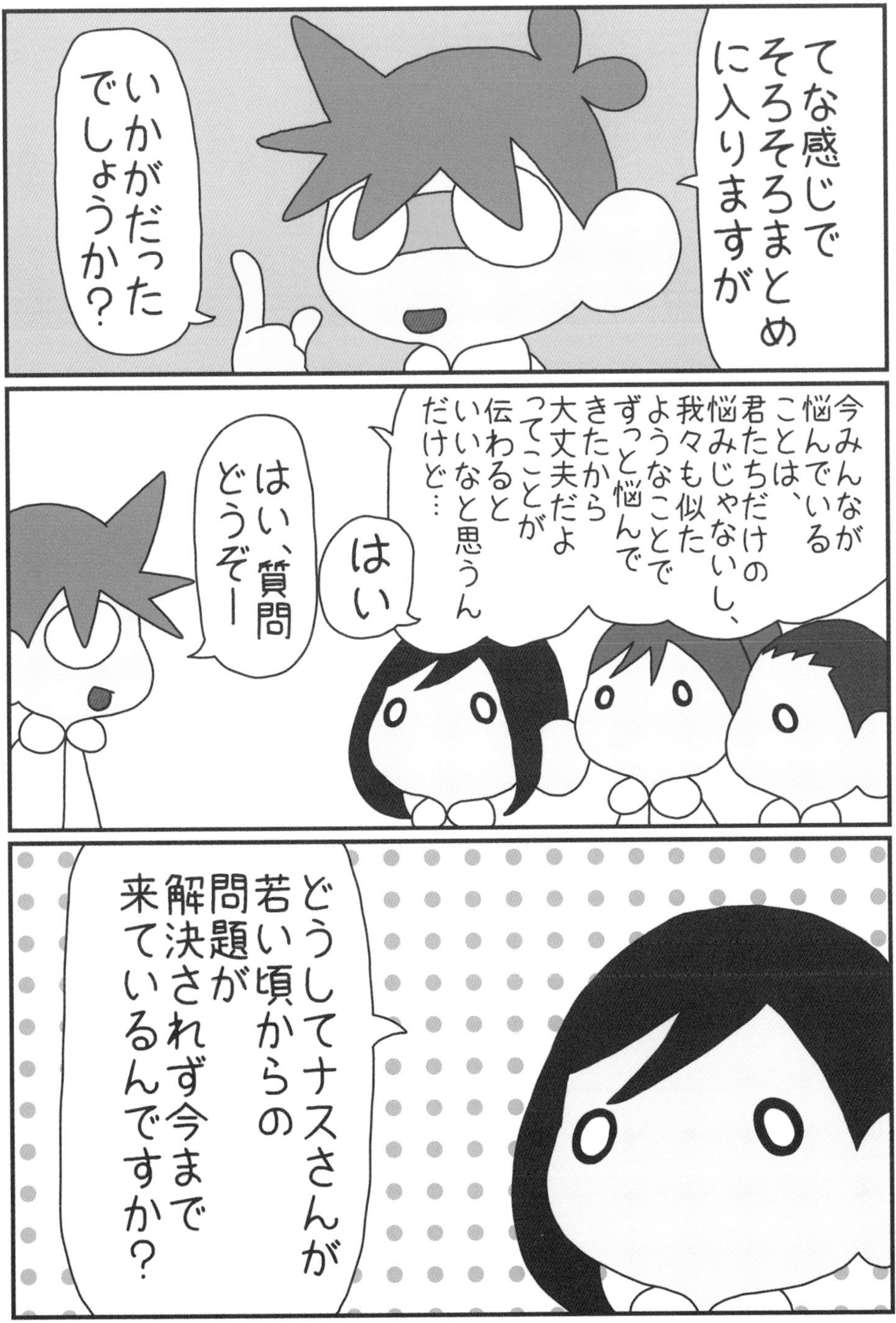
てな感じでそろそろまとめに入りますが
いかがだったでしょうか？
今みんなが悩んでいることは、君たちだけの悩みじゃないし、我々も似たようなことでずっと悩んできたから大丈夫だよってことが伝わるといいなと思うんだけど…
はい
はい、質問どうぞー
どうしてナスさんが若い頃からの問題が解決されず今まで来ているんですか？

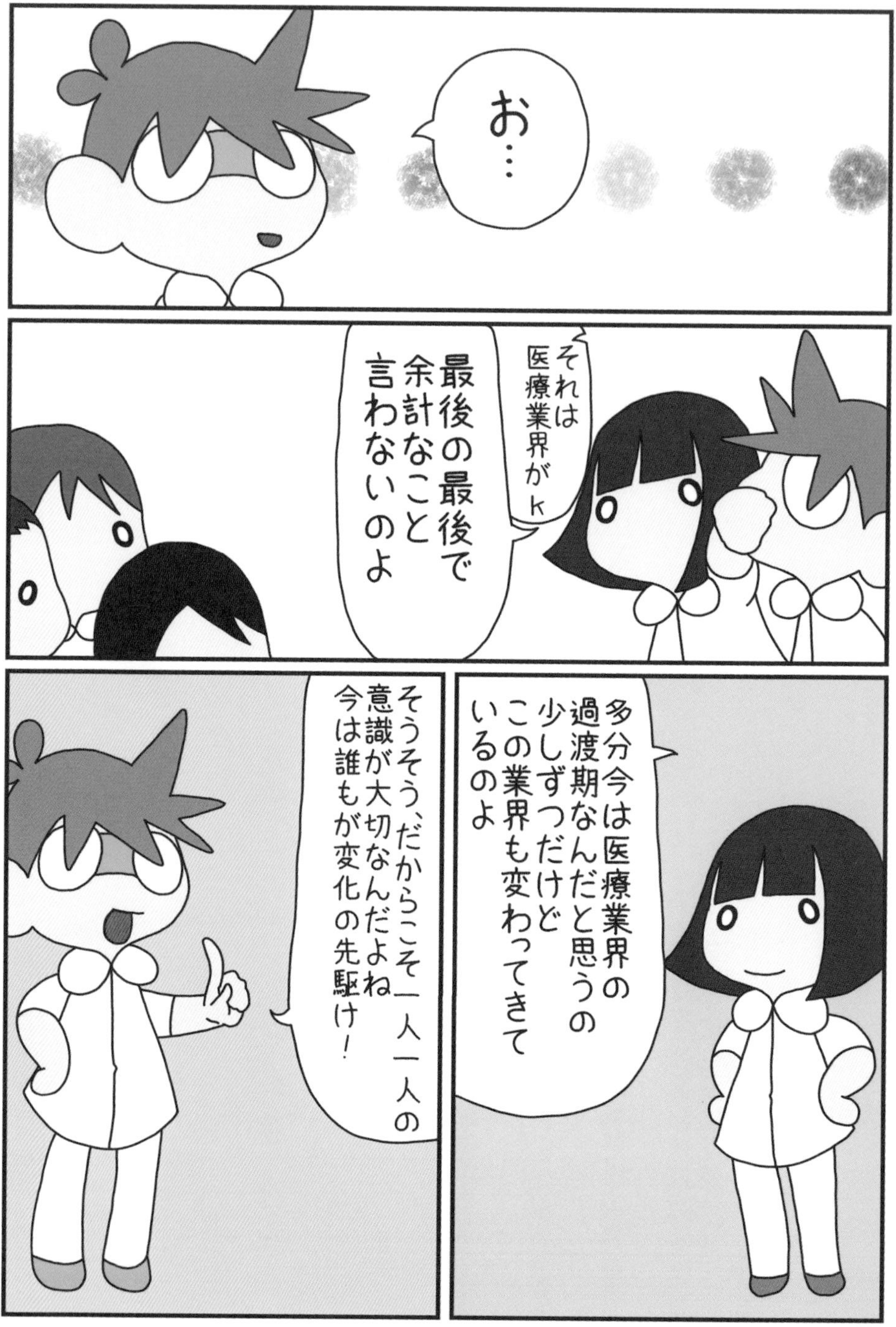
お…
それは医療業界がｋ
最後の最後で余計なこと言わないのよ
多分今は医療業界の過渡期なんだと思うの少しずつだけどこの業界も変わってきているのよ
そうそう、だからこそ一人一人の意識が大切なんだよね今は誰もが変化の先駆け！

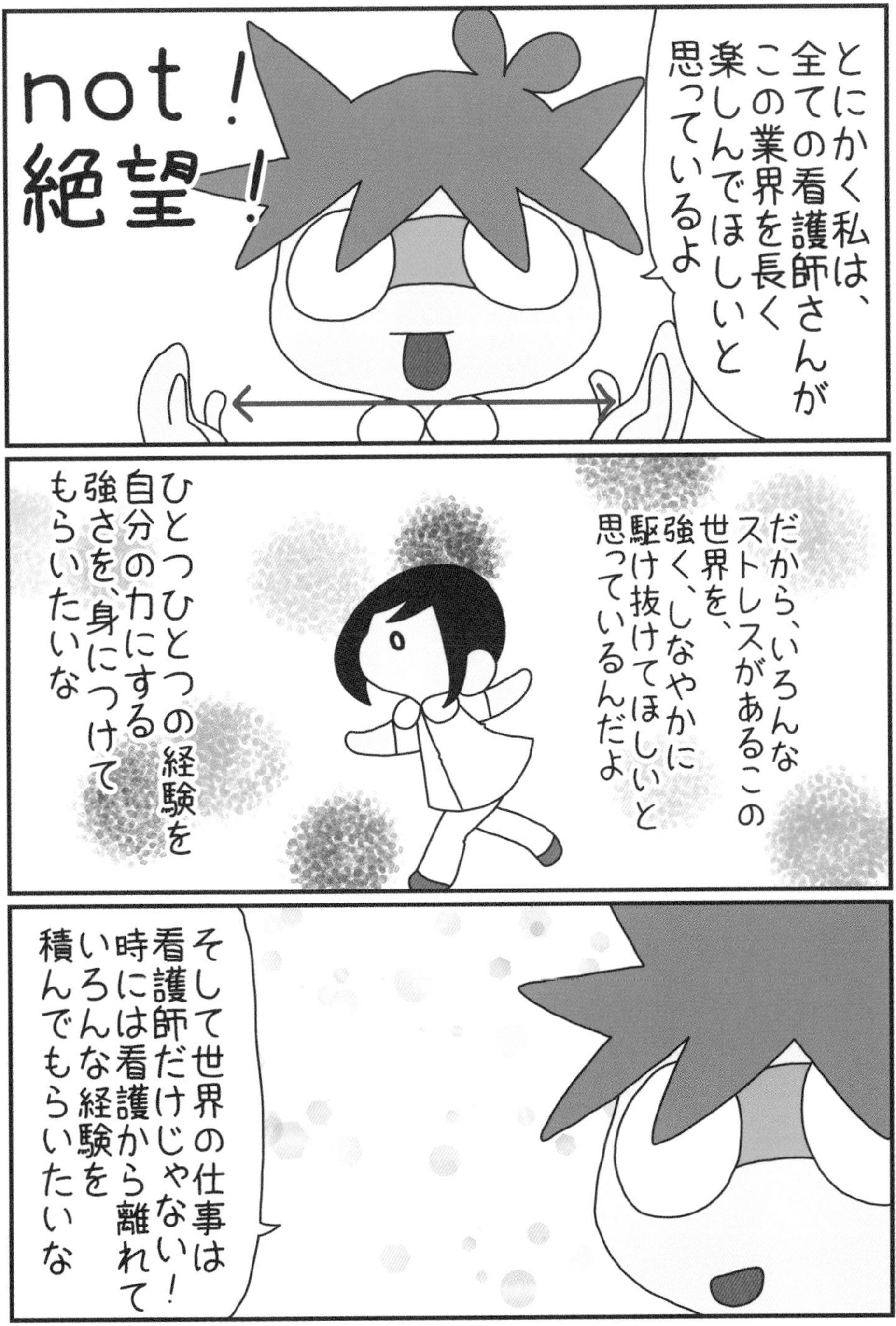
とにかく私は、全ての看護師さんがこの業界を長く楽しんでほしいと思っているよ
not！絶望！
だから、いろんなストレスがあるこの世界を、強く、しなやかに駆け抜けてほしいと思っているんだよ
ひとつひとつの経験を自分の力にする強さを、身につけてもらいたいな
そして世界の仕事は看護師だけじゃない！時には看護から離れていろんな経験を積んでもらいたいな

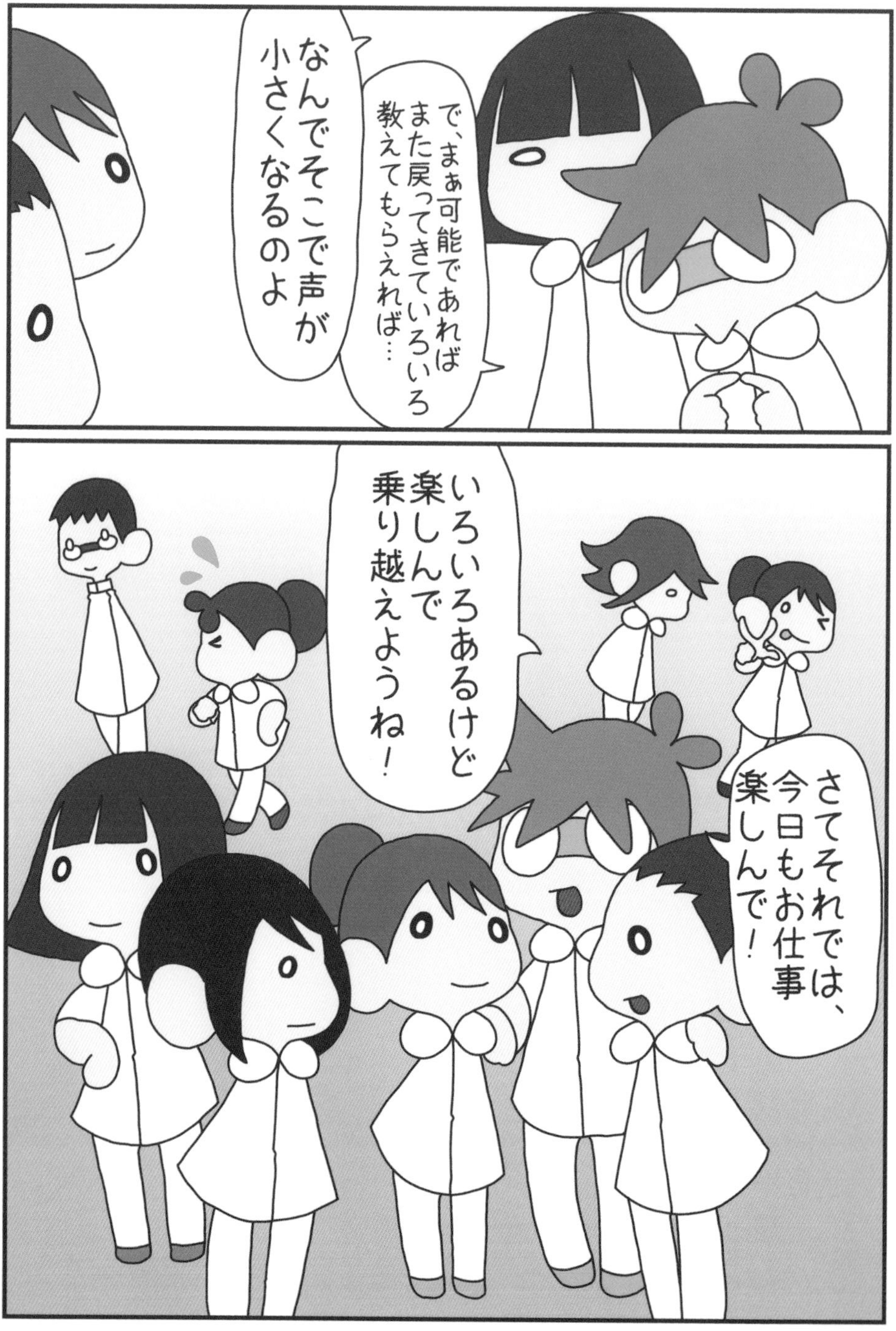
で、まぁ可能であればまた戻ってきていろいろ教えてもらえれば…
なんでそこで声が小さくなるのよ
さてそれでは、今日もお仕事楽しんで！
いろいろあるけど楽しんで乗り越えようね！

あとがき

ここまで読んでいただき、ありがとうございます。

いかがでしたか？


実はこの本を執筆していた時期、世界は新型コロナウイルス感染症の大流行で大変なことになっていました。

私自身も感染病棟に入ることになったため、モチベーションの低下や時間の確保の難しさから、制作に関わってくださっている皆さんには本当に多くのご迷惑をおかけしてしまいました。

それでも諦めずに粘り強く対応してくださった制作陣の方々には頭が上がりません。

南山堂のスタッフの皆さん、デザイナーさん、制作に関わってくださったすべての皆さんに心からの感謝を申し上げます。


そしてＴｗｉｔｔｅｒで応援してくださっている読者の皆様。

いつもありがとうございます。

私が本業のかたわらで制作活動を続けられるのは、皆さんの応援があってのことです。

どんなにしんどくても、皆さんの応援があるから、『ぴんとこなーす』を継続させることができています。

感染病棟での勤務で精神的に追い詰められたなかでもなんとかやってこられたのは、読者の皆さんが待っていてくれるという気力からでした。

私という存在を認めてくれて、本当にありがとうございます。


最後になりますが、これからも『ぴんとこなーす』を、そして医療業界をよろしくお願いいたします！

私も体と頭が動くうちは、最後まで頑張って参加させていただく所存です。

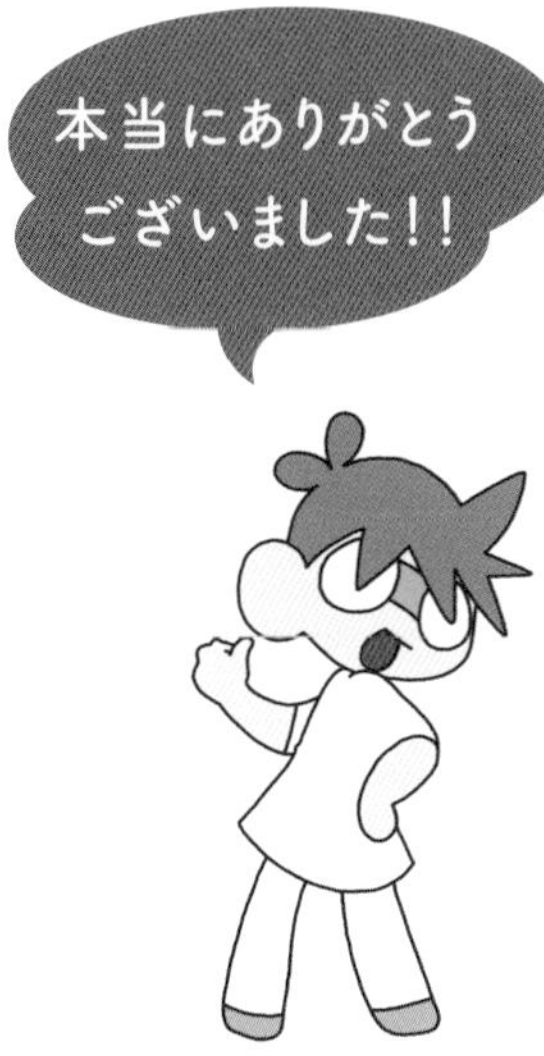

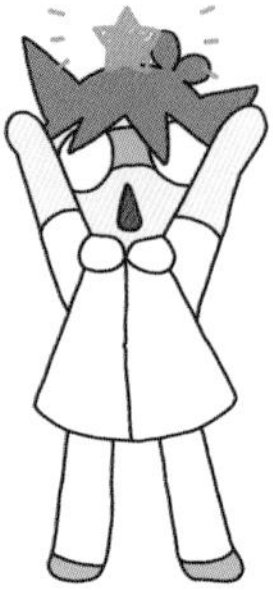

著者
ぷろぺら（看護師）Twitter→@puropera44
これまでに慢性期病棟、 クリニック、 消化器外科、HCU、 救急病棟、 泌尿器科、 腎臓内科などを経験。
看護師向けサイト「看護roo!」（https://www.kango-roo.com/）にて、 エッセイ漫画『ぴんとこなーす』を描きながら、 現在も病棟で元気に勤務中。
著書は『ぴんとこなーす』（いそっぷ社、2018年）、『ぴんとこなーす―病院は今日もてんやわんや』（いそっぷ社、2019年）、『ナスさんが教える！ ぴんとくる消化器外科看護』（南山堂、2020年）。
好きなものはカエルグッズ。最近、 変な柄のパーカーを集めるのにハマっている。

ナスさんが答える！　ぴんとくるお悩み相談室

2021年11月11日　1版1刷

著　者

ぷろぺら

発行者
株式会社 南山堂　代表者 鈴木幹太
〒113-0034　東京都文京区湯島4-1-11
TEL 代表 03-5689-7850　　www.nanzando.com

ISBN 978-4-525-50421-2

A504211010l-A